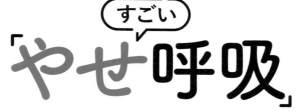

お腹からへこむ！
すごい
「やせ呼吸」

呼吸器外科医 医学博士
奥仲哲弥

はじめまして！
呼吸器外科医の奥仲哲弥《おくなかてつや》です。
私は学生時代から40年以上体型が変わっていません。
キツイ運動も、食事制限もしていません。

やっているのは呼吸法だけ。

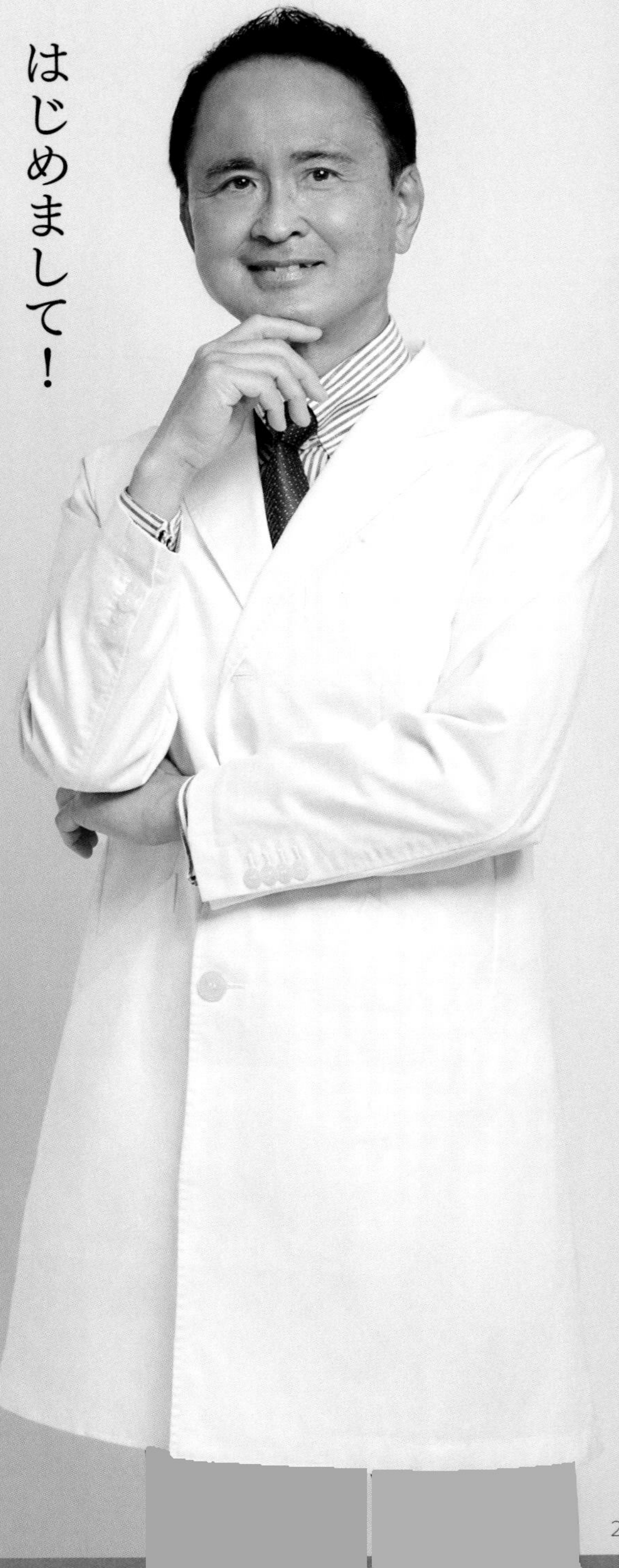

呼吸器外科の第一人者

山王病院 呼吸器センター長
国際医療福祉大学医学部
呼吸器外科学 教授
奥仲哲弥《おくなかてつや》

私が実践している

＼すごい／

「やせ呼吸」だけで

やせたい！

お腹をへこませたい！

そんなあなたの願いが叶います。

本当に40年以上体型が変わっていない！

その証拠写真がこちら！

スキーウエアでもスリム！

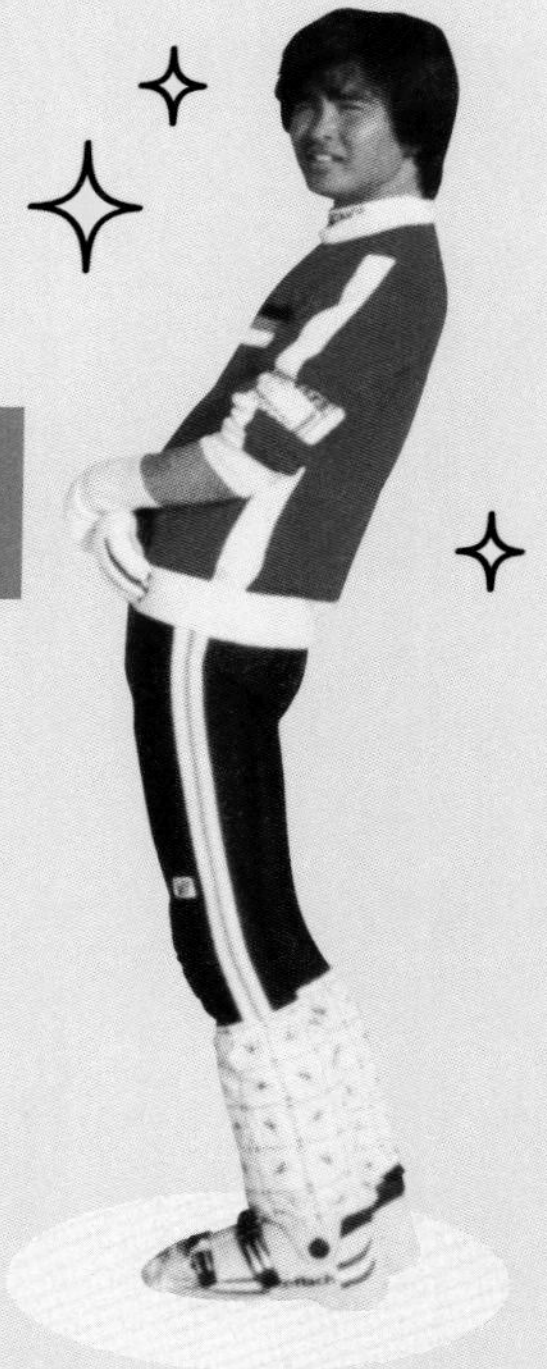

20歳

身長 180cm

体重 **63.5kg**

中学、高校、大学とバスケットボールを続け、細身の体型をキープ。持久力をつけるための方法のひとつとして呼吸法に興味を持つ。姿勢が悪いことを母親に指摘され、その頃から姿勢だけは気をつけていたそう。

研修医時代

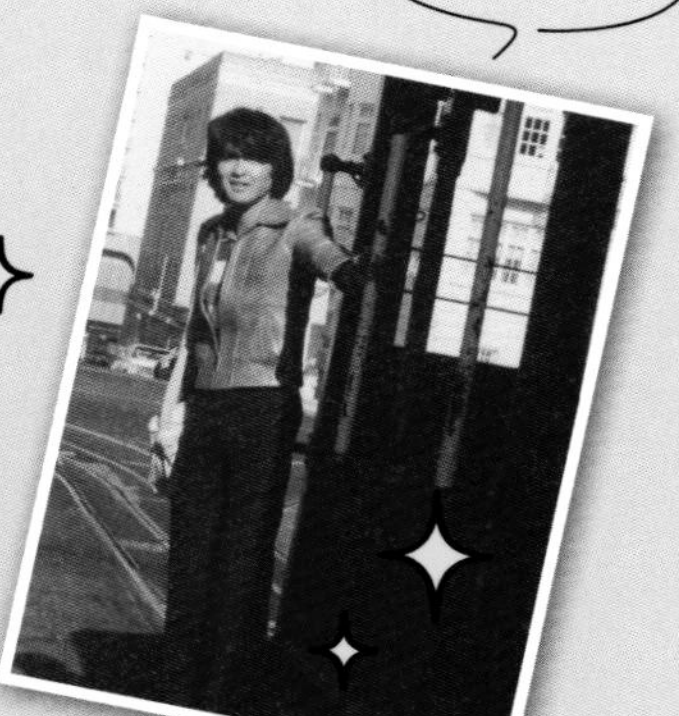

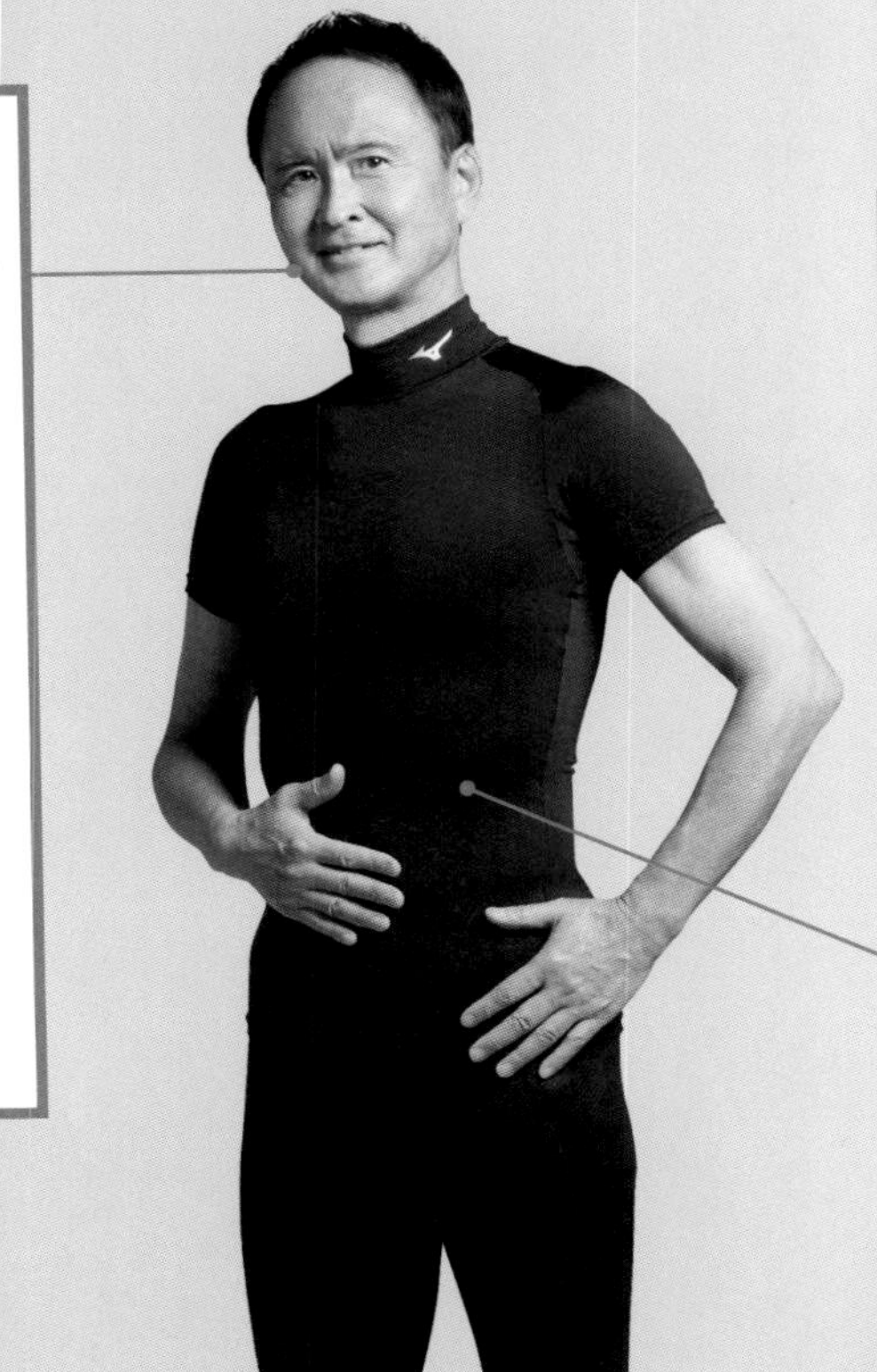

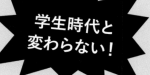

顔もスッキリ

お腹ペタンコ

学生時代と変わらない！

- ☑ 気力も充実
- ☑ 疲れにくい
- ☑ 風邪をひかない

身長 180cm

体重 **63.5kg**

平日の平均歩数は一日3000歩弱、運動は週末のゴルフだけ。ストイックな食事制限ナシ。「やせ呼吸」を習慣にしているだけで、40年以上前とまったく変わらない体重と体型をキープ！

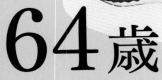

64歳

（2023 年現在）

Prologue

「何をやってもやせない」のは吐く力が弱いから

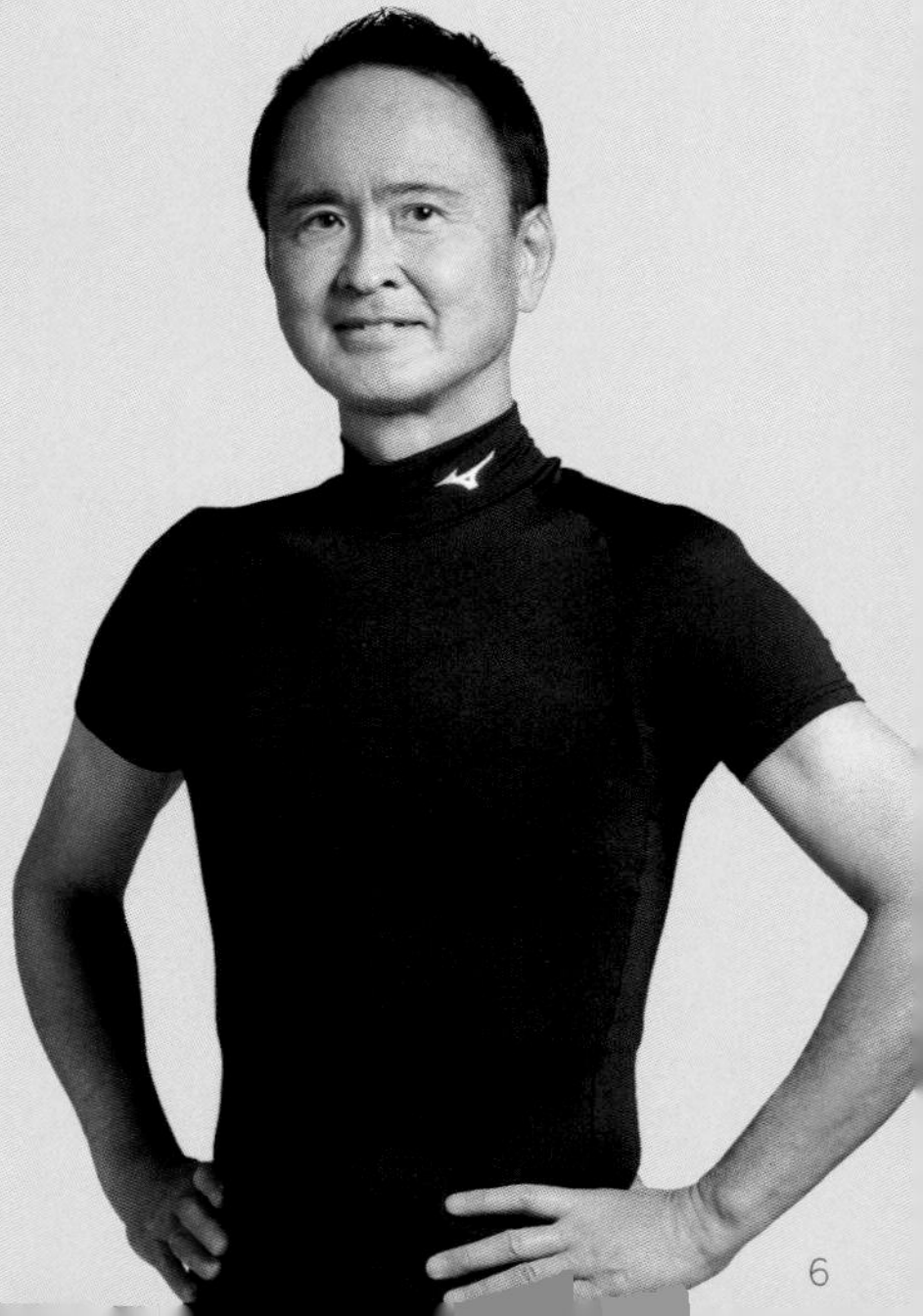

みなさん、呼吸をしていますか？　もちろん「はい」と答えますよね。
生きているのですから、呼吸は当たり前にしています。
では、その呼吸は正しい呼吸ですか？
呼吸をするだけで、疲れにくく、太りにくくなる、そんな呼吸でしょうか？

これには「はい！」と答えられる方は少ないと思います。
私たちは毎日、無意識に吸って吐いて、呼吸をくり返しています。
しかし、現代社会はスマホやパソコン作業が日常化して姿勢は常に前かがみ。
ストレスの多い毎日です。
さらに、コロナ禍による長期のマスク生活が追い打ちをかけ、
多くの方がハアハアと口で浅く短い小さな呼吸をくり返しています。
この、口で小さく吸って吐く、浅く短い口呼吸こそ、
疲れやすく、太りやすい体をつくっている原因なのです。

私は20歳の頃から今まで、体型も体重も変わっていません。
それを知って「何をやっているんですか？」と、聞かれることがよくあります。
でも、特別なことは何もしていないのです。
それどころか、スポーツジムは9回入会して9回退会。
平日の平均歩数は一日に３０００歩以下。食事制限もしていません。

Prologue

そんな私が続けていることといえば、
〝長く強く吐く〟ことを意識した、本書で紹介している「やせ呼吸」だけ。
それだけで、40年以上変わらぬ体型をキープしています。
さらに、「やせ呼吸」が生活の一部になってからというもの、
平日は朝から晩まで仕事をこなし、休日は一日中、ゴルフをしても疲れ知らず。
むしろ若い頃よりも元気かもしれません。

やせて、体も元気になって、しかもタダ！
場所も選ばず時間もとりません。

一度、身につけてしまえば、リバウンドをすることもないでしょう。
そんな究極のダイエット法が、呼吸器専門医の私が太鼓判を押す
「やせ呼吸」なのです。
まずは、2週間続けてみましょう。次に体が変わるのはあなたです！

＼ だからあなたはやせられない！？ ／

こんな人は
太る呼吸が習慣化しています

- □ 気づくと口が開いている
- □ 呼吸が浅い
- □ 階段を少し上がるだけで、ハアハアする
- □ 疲れやすい
- □ ほおやフェイスラインが垂れてきた
- □ 下腹がぽっこり出ている
- □ 以前より運動が苦手になった
- □ 口が臭い
- □ 朝起きるとのどがカラカラ
- □ せっかち
- □ イライラすることが多い

一つでも思い当たったら
本書の「やせ呼吸」で
必ずあなたは
変われます！

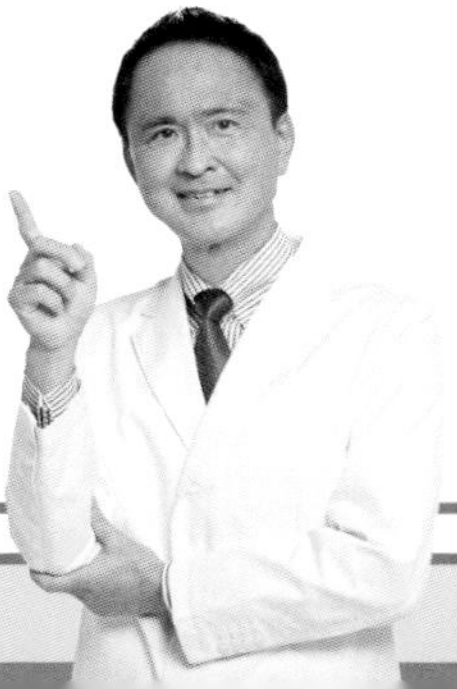

Dr.奥仲式「やせ呼吸」のヒミツに迫る

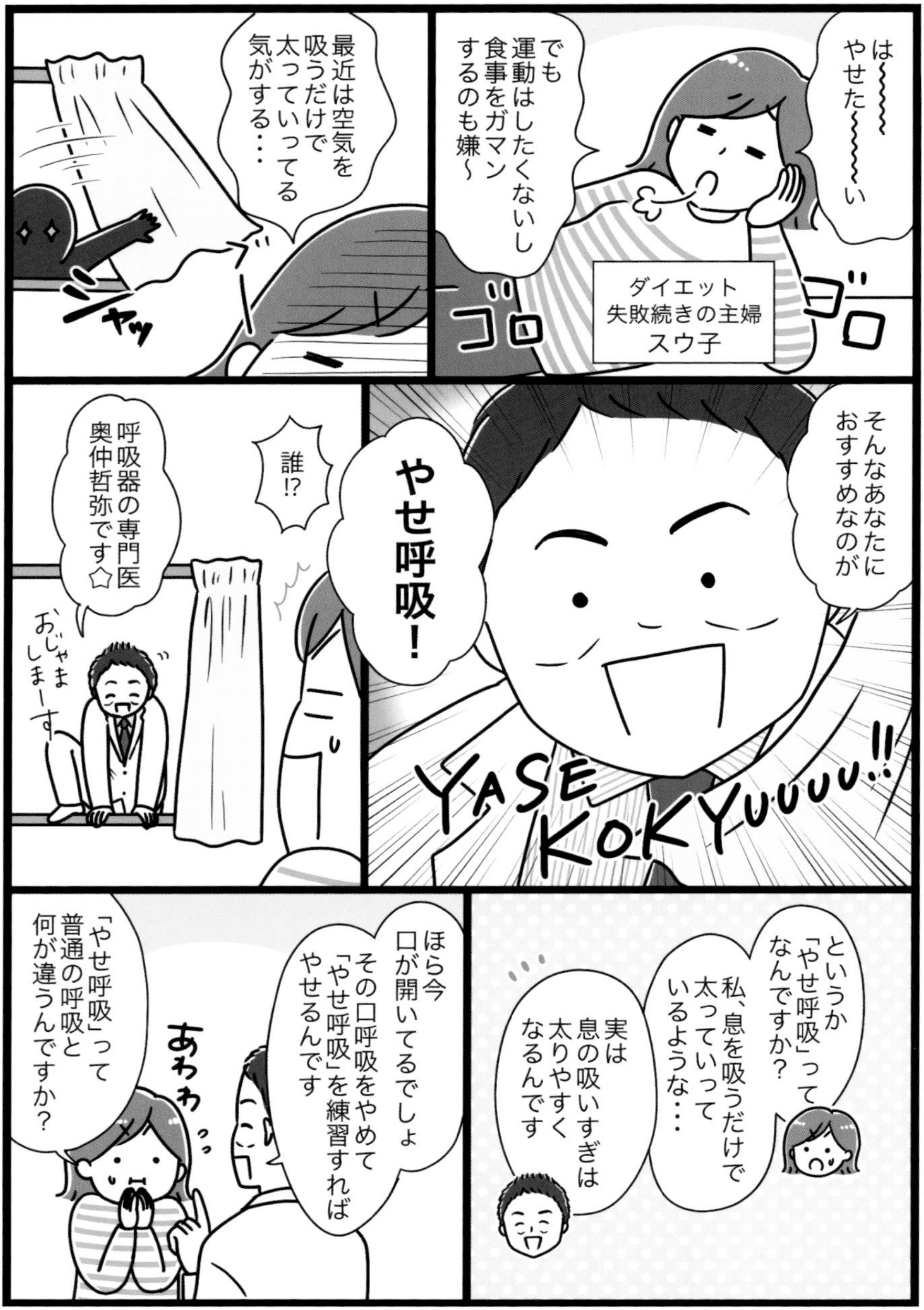

は〜〜〜 やせた〜〜〜〜い
でも 運動はしたくないし 食事をガマン するのも嫌〜
ダイエット 失敗続きの主婦 スウ子
ゴロ
ゴロ
最近は空気を 吸うだけで 太っていってる 気がする・・・
シャッ
そんなあなたに おすすめなのが
やせ呼吸!
YASE KOKYUUUUU!!
誰!?
呼吸器の専門医 奥仲哲弥です☆
おじゃま しまーす
というか 「やせ呼吸」って なんですか?
私、息を吸うだけで 太っていって いるような・・・
実は 息の吸いすぎは 太りやすく なるんです
ほら今 口が開いてるでしょ
その口呼吸をやめて 「やせ呼吸」を練習すれば やせるんです
あわわっ
「やせ呼吸」って 普通の呼吸と 何が違うんですか?

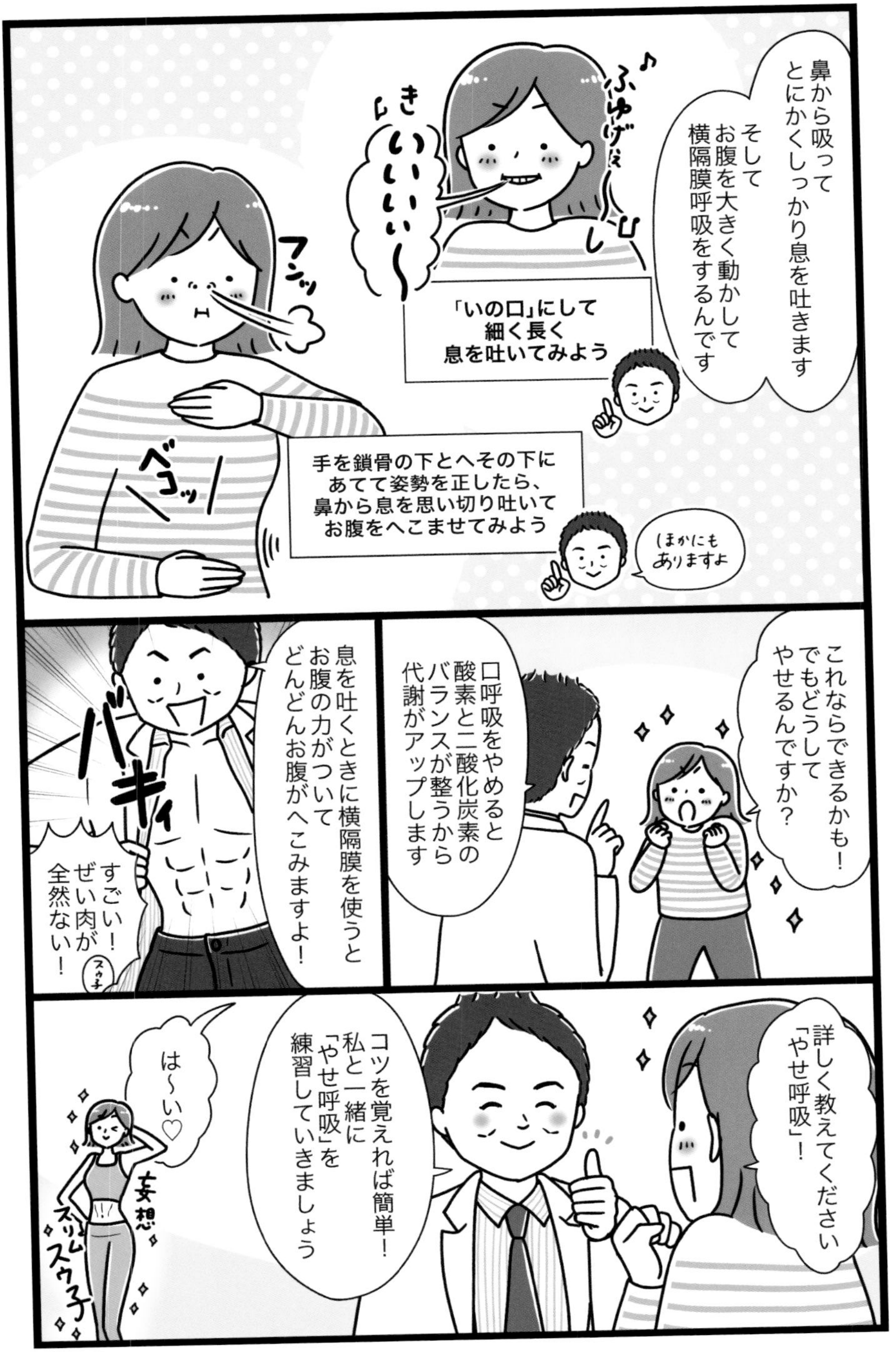
鼻から吸って
とにかくしっかり息を吐きます
そして
お腹を大きく動かして
横隔膜呼吸をするんです
♪ふゅげぇ〜
きいいいいい〜
「いの口」にして
細く長く
息を吐いてみよう
フンッ
ベコッ
手を鎖骨の下とへその下に
あてて姿勢を正したら、
鼻から息を思い切り吐いて
お腹をへこませてみよう
ほかにも
ありますよ
これならできるかも!
でもどうして
やせるんですか?
口呼吸をやめると
酸素と二酸化炭素の
バランスが整うから
代謝がアップします
息を吐くときに横隔膜を使うと
お腹の力がついて
どんどんお腹がへこみますよ!
バキィ
すごい!
ぜい肉が
全然ない!
スゥ子
詳しく教えてください
「やせ呼吸」!
コツを覚えれば簡単!
私と一緒に
「やせ呼吸」を
練習していきましょう
は〜い♡
妄想
スリムスゥ子

やることはたった3つの「やせ呼吸」だけ

息を吐く力が弱ければまずはＳＴＥＰ１にトライ！　ＳＴＥＰ３までできるようになったら、一日の中で好きなときに好きなだけ、３つの呼吸を組み合わせて行いましょう。

STEP 1

長く強く吐ききる力をつける「いの口」呼吸

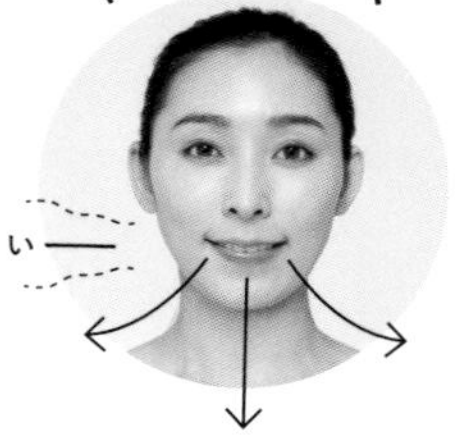

短く速い口呼吸がクセになっている人は、息を吐ききることができません。すると肺の中にいつも空気が残ってしまい、酸素と二酸化炭素のバランスが崩れる原因になります。そこで、まずは口を横に広げる「いの口」呼吸で長く強く吐ききる練習をしましょう。

STEP 2

横隔膜を動かして

横隔膜呼吸

お腹ペタンコ

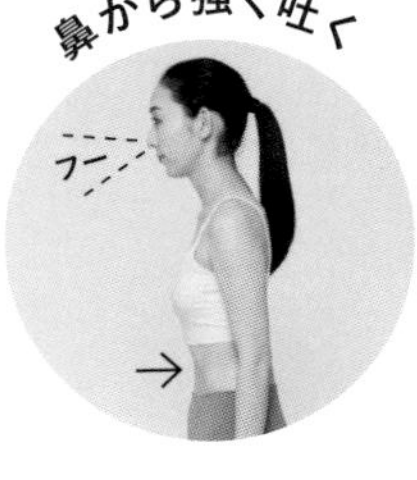

肺には筋肉がないので、まわりの筋肉を使って呼吸をしています。その要になるのが横隔膜。ところが浅い呼吸だと横隔膜を使わずに胸だけを動かして呼吸をすることに。この呼吸で横隔膜を大きく動かす練習をすることで、お腹がどんどんへこみます。

STEP 3

代謝を上げて

息止めウォーキング

全身やせる！

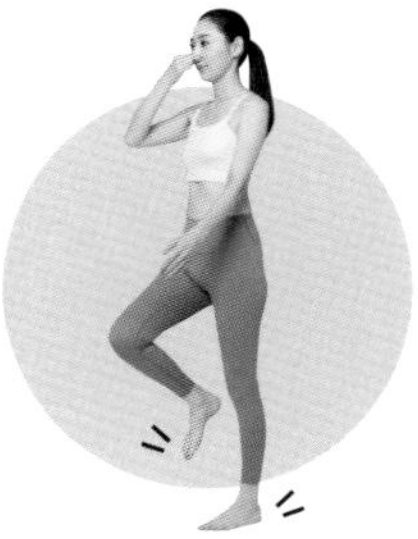

代謝を上げて、やせやすい体にするためには、酸素の吸いすぎを防いで、二酸化炭素の保持力を高めることが大切。鼻から息を吸ったら息を止めて歩く息止めウォーキングで、酸素と二酸化炭素のバランスを整え、体内に適度な酸素が行きわたる代謝のいい体に。

＼「やせ呼吸」はやせるだけじゃない!?／

体にいいことがいっぱい！

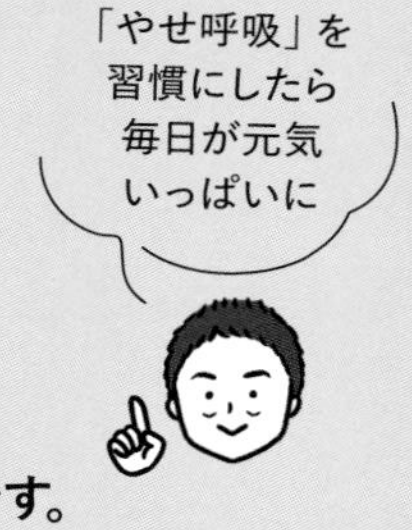
「やせ呼吸」を
習慣にしたら
毎日が元気
いっぱいに

強く長く吐く「やせ呼吸」ができるようになると、次々に体にうれしい変化があらわれます。こんな変化が見られたら、それは「やせ呼吸」のおかげです。

ボディラインが美しくなる

横隔膜を大きく動かしながら「やせ呼吸」をすると、お腹まわりの呼吸筋が使われて姿勢がよくなり、全身が引き締まります。

お腹がペタンコに

横隔膜呼吸を行うと、お腹を内側からコルセットのように引き締める腹横筋が刺激され、お腹がへこみます。

尿もれが改善

横隔膜を動かしながら大きく呼吸をすると、連動して骨盤を支える骨盤底筋群が動き、弱った筋肉が鍛えられます。すると尿もれが改善！

疲れにくくなる

「やせ呼吸」で酸素と二酸化炭素のバランスが整うと、酸素が細胞のすみずみまで運ばれて、疲れにくい体に。

脂肪と糖質が燃えやすくなる

「やせ呼吸」で酸素量がコントロールされ、代謝がアップ。まずは糖質、次に脂肪が燃えやすくなります。

集中力がアップする

酸素と二酸化炭素のバランスが整うので、脳に酸素がしっかり行き届くようになり、頭の中がスッキリ、クリアに！　集中力がアップします。

ストレスが軽減する

横隔膜呼吸で自律神経の集まる横隔膜を刺激すると、副交感神経が優位に。ストレスが軽くなります。

血圧が下がる

横隔膜呼吸で血圧をコントロールしている自律神経のバランスが整います。血圧が安定し、高い血圧がダウン。

よく眠れるようになる

特に寝る前に横隔膜呼吸を行うと、副交感神経が優位になるので寝つきがよくなります。また中途覚醒も減り、深い睡眠に。

＼短期間で驚きの効果が！／

「やせ呼吸」で体が こんなに変わった！

何をやってもお腹がへこまないという6人が「やせ呼吸」に挑戦したレポート。全員のお腹が引き締まり、便通や血圧まで改善する効果も！

Fさん 42歳

制服のスカートがゆるくなった！

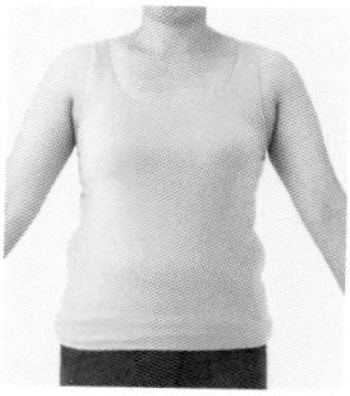

Before

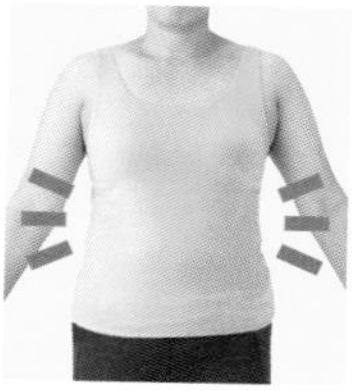

After

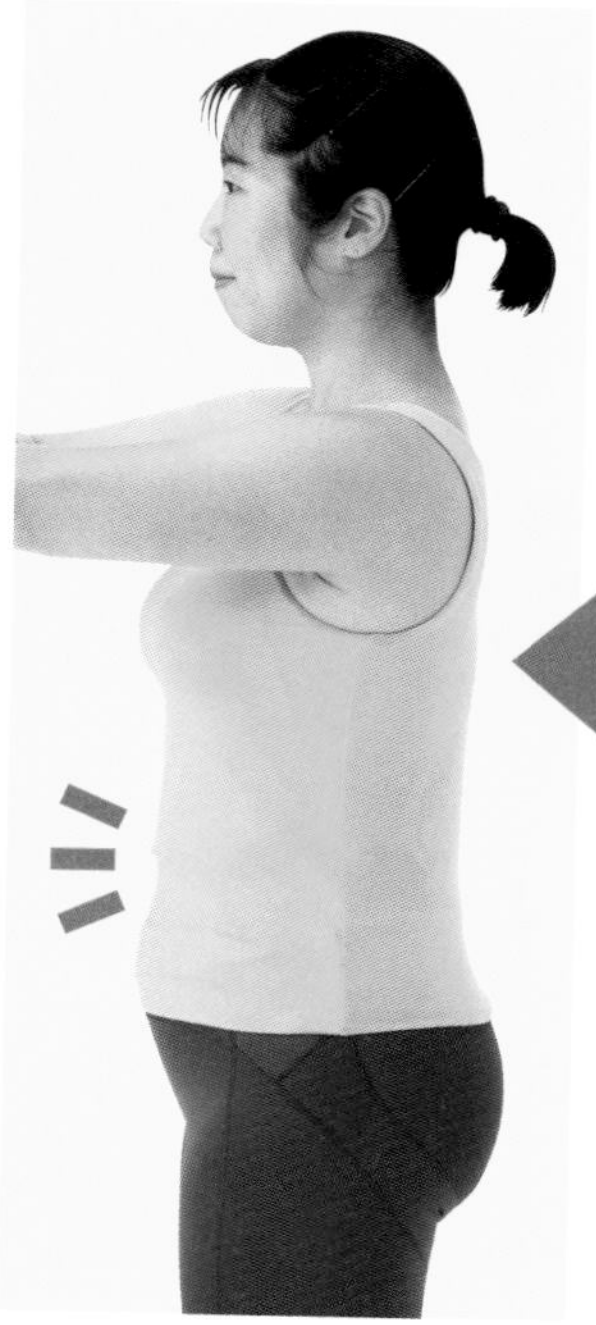

After

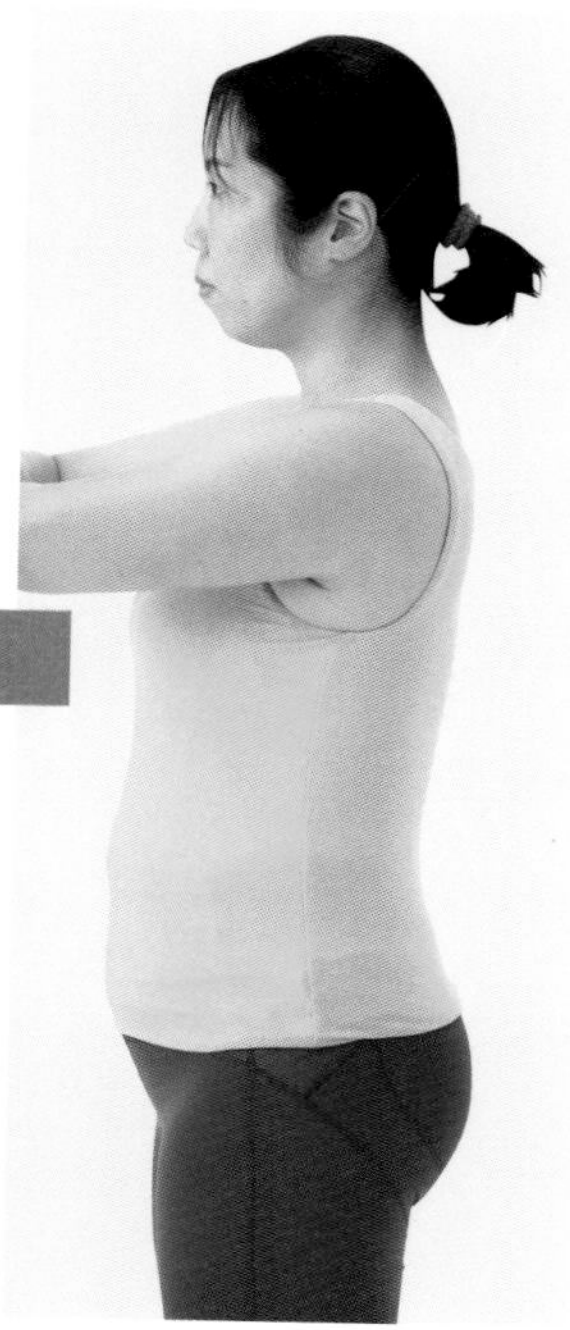

Before

1ヵ月で

下腹

−2.5cm

ウエスト

−5.0cm

はじめはお腹の動きが難しくて、寝ながら横隔膜呼吸を練習。1週間をすぎた頃から少しずつ吐ける時間が長くなって少しお腹がへこみ、気づけば制服のスカートのホックが2つも内側になりました。

Sさん
30歳

タイトスカートに余裕が！
食事を変えずに3.5kgも減量！

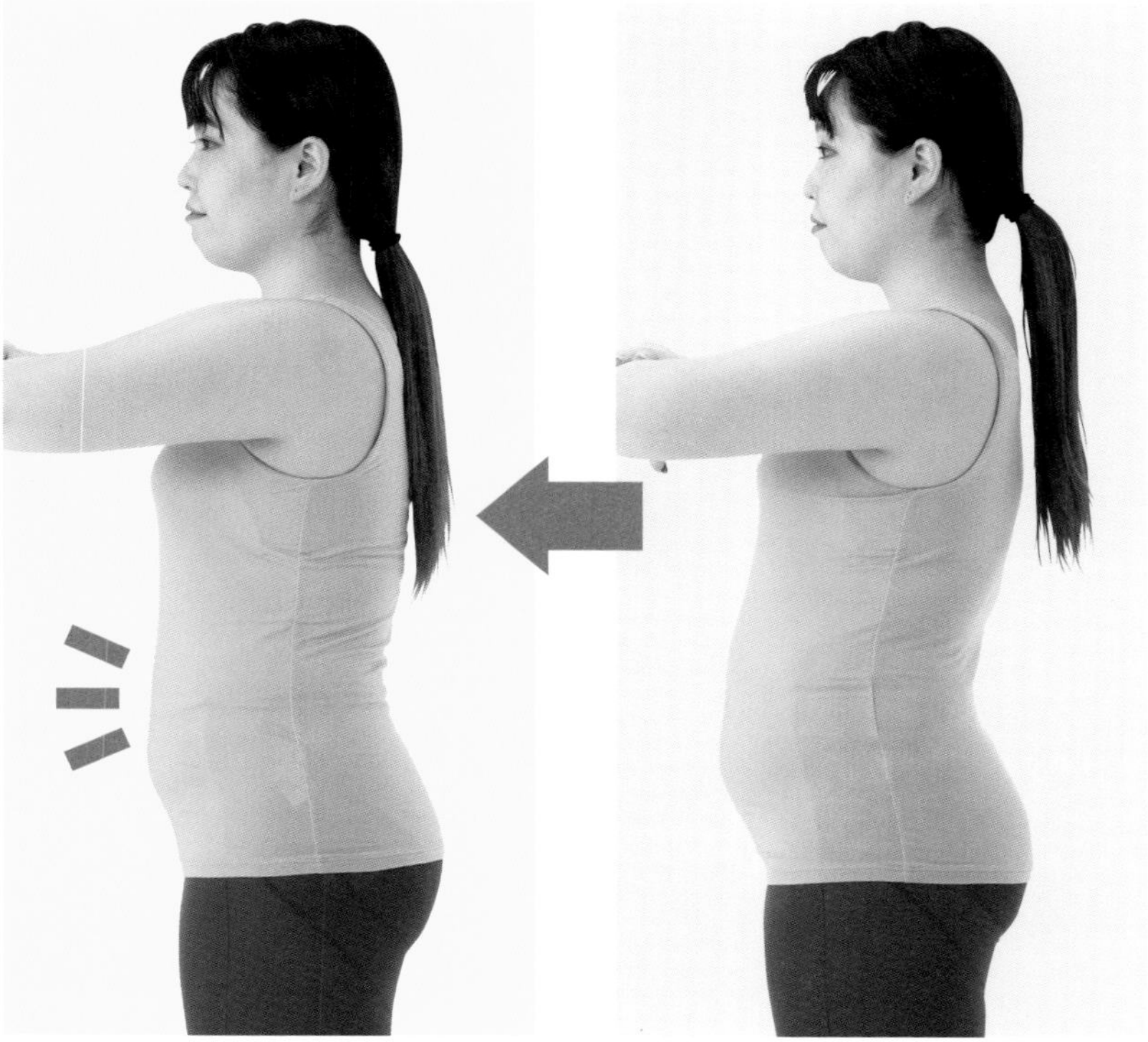

After　**Before**

1ヵ月で

下腹

−4.0cm

ウエスト

−5.6cm

デスクワークで下腹にぜい肉がたっぷり。お酒とチョコが好きで2年で2サイズもアップ。今回「やせ呼吸」を始めたら、食事は変えずお酒も飲んでいたのに、タイトスカートがスルッと入り、体重も1ヵ月で3.5kgも落ちました。

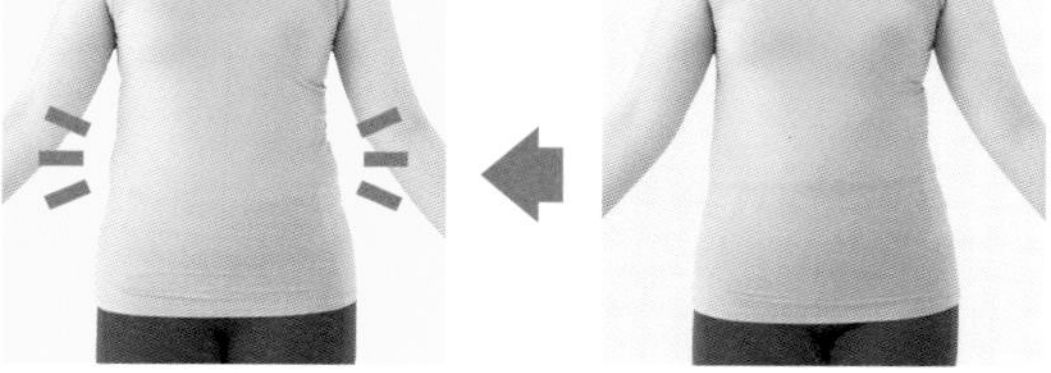

After　**Before**

Aさん
27歳

ラクにお腹がへこんだのははじめて！

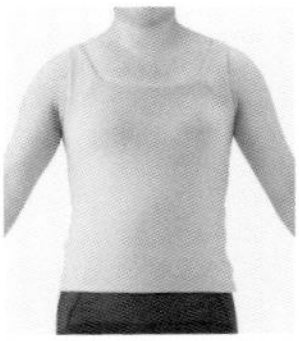

Before

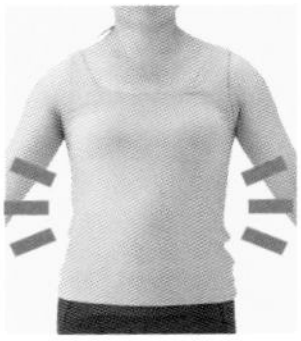

After

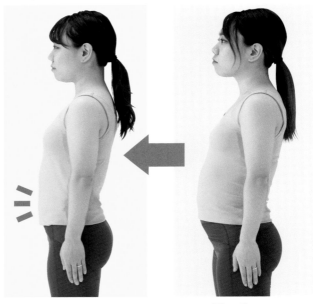

After

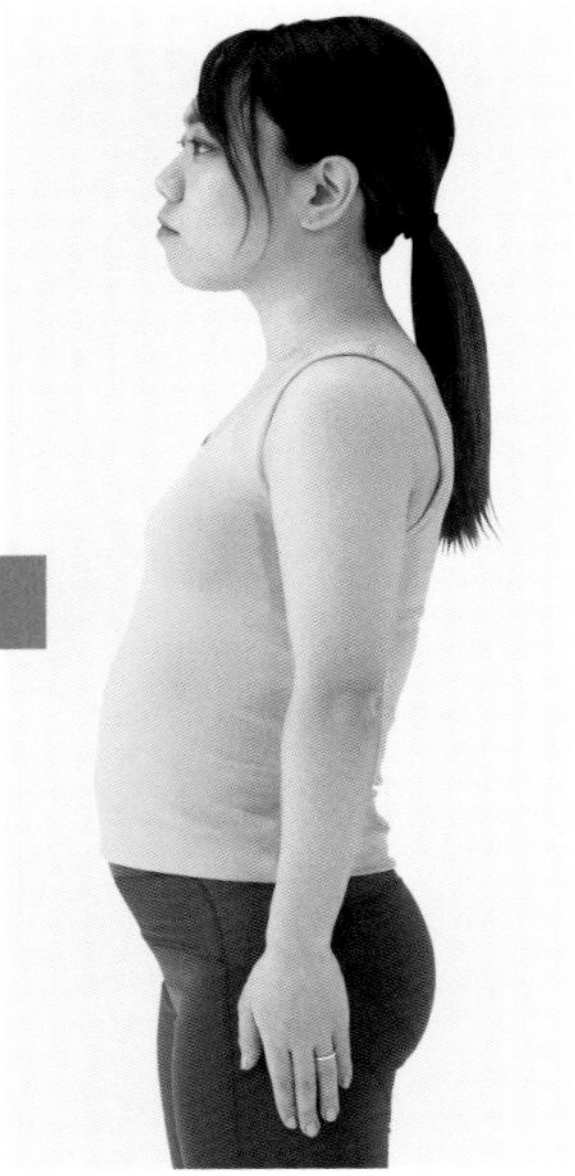

Before

２週間で

下腹

−2.5cm

ウエスト

−6.0cm

お腹をへこませたくて自己流の腹筋を続けたけど失敗。今回呼吸だけで３日目あたりからお腹が薄くなり始め、２週間でお腹がかなりへこんで反り腰も改善。ストレスも少なくなって毎日が快適です！

Nさん
54歳

下腹は−9cm、血圧も下がった

1ヵ月で

下腹

−9.0cm

ウエスト

−5.2cm

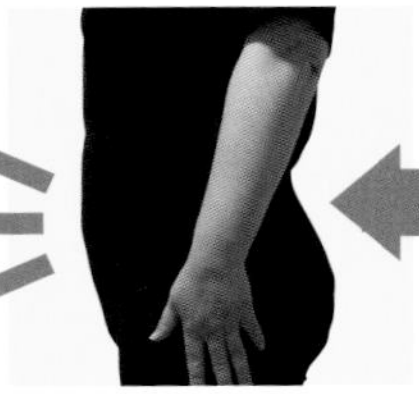

After

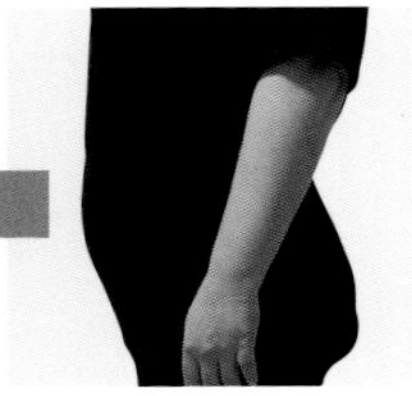

Before

「やせ呼吸」で驚いたのが血圧。142／94だったのが横隔膜呼吸をやった翌日には120／92に。下腹のサイズも大幅にダウンしました！

Mさん
54歳

突き出たお腹がへこんだ！

1ヵ月で

下腹
−6.0cm

ウエスト
−4.0cm

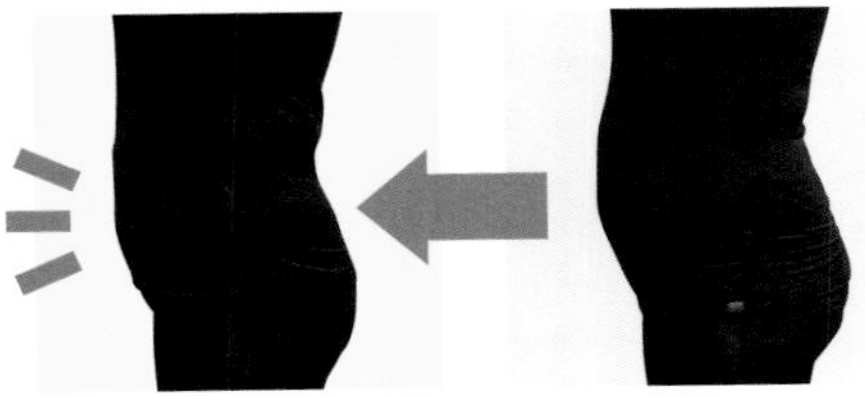

After　　Before

鼻呼吸を続けたらお腹に力が入るようになり姿勢がよくなりました。睡眠の途中で目覚めることが減って、熟睡できるのもうれしい効果。

Fさん
31歳

3日に一度しかなかった お通じが毎日すっきり

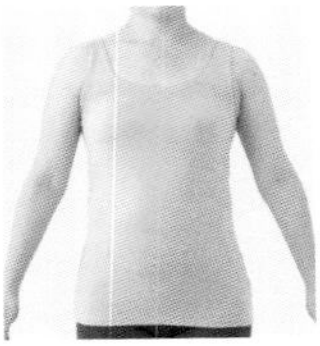

Before

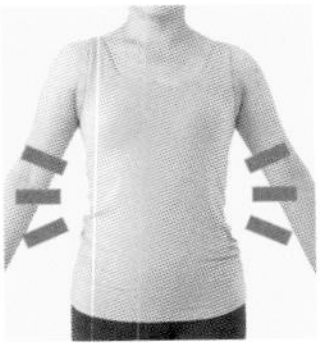

After

1ヵ月で

下腹
−1.0cm

ウエスト
−3.5cm

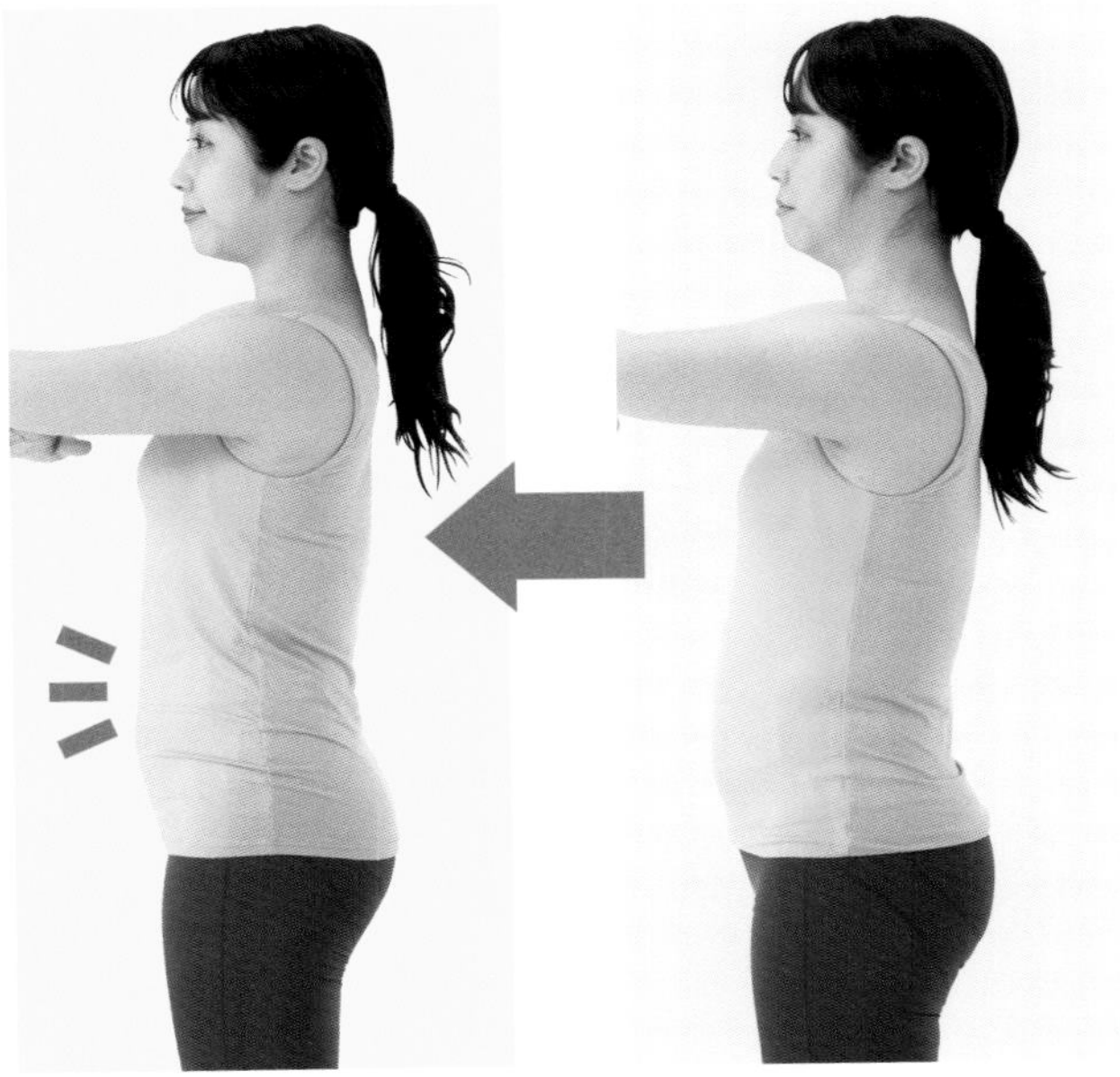

After　　Before

呼吸が浅くて、最初はお腹と連動した鼻呼吸が難しかったけれど、お腹を動かすことができるようになると、3日に一度しかなかったお通じが毎日に！　お腹はもちろんフェイスラインもすっきり♡

Contents

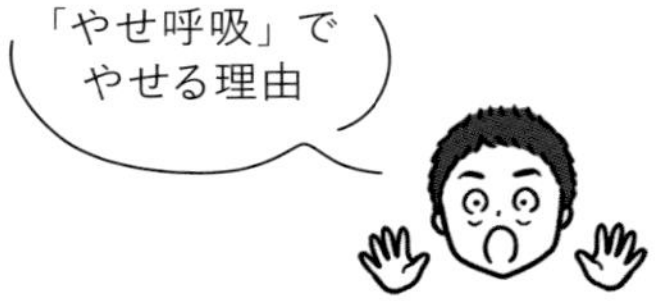

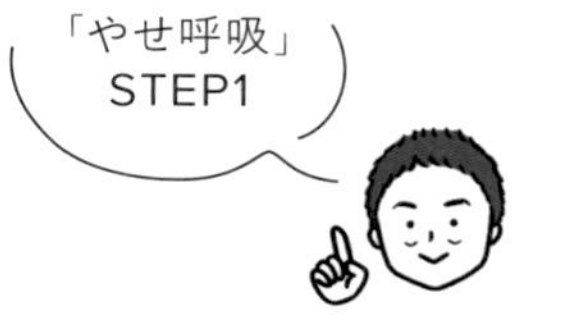

第2章

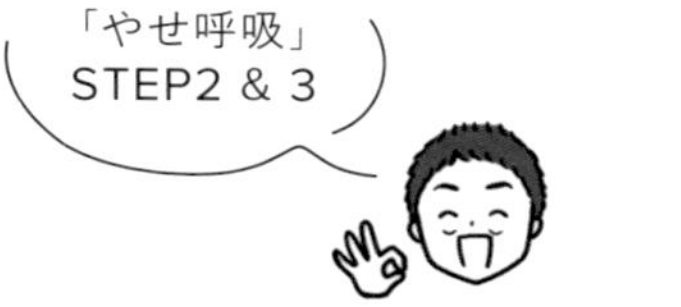

第3章

Contents

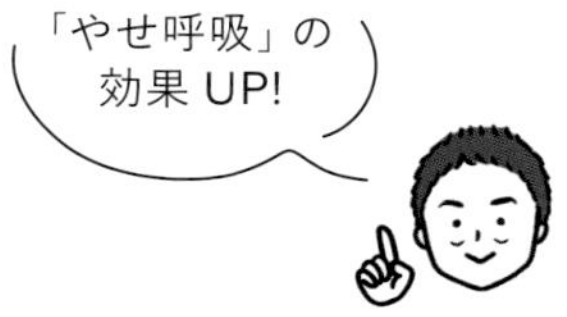

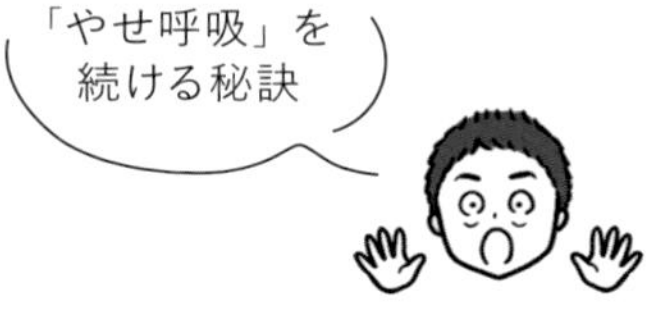
「やせ呼吸」を
続ける秘訣

みなさん、
酸素はタダだからって
吸いすぎです

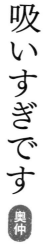

奥仲

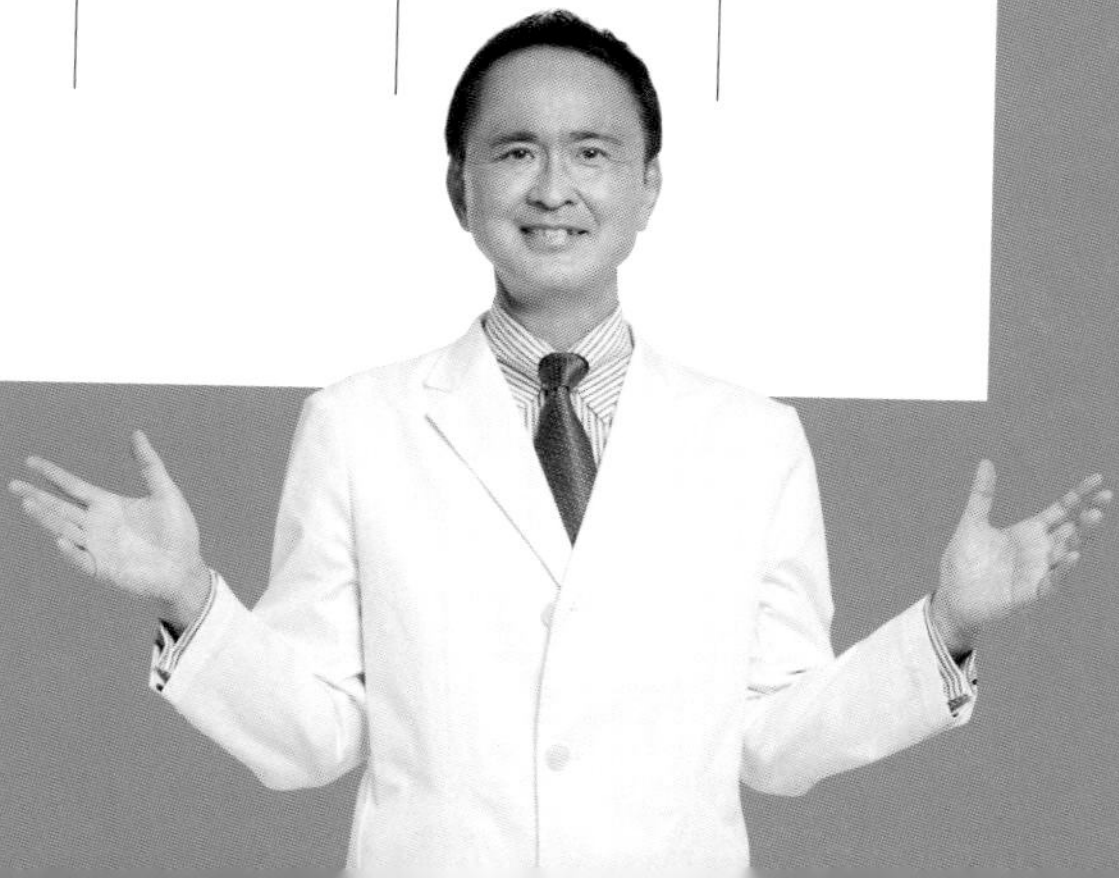

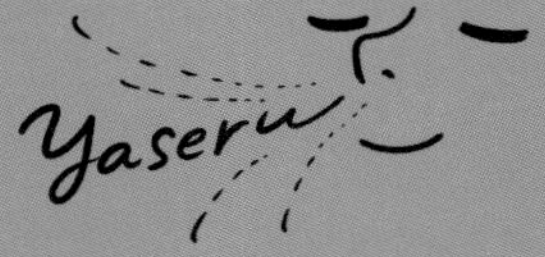

第1章

酸素の吸いすぎがやせない原因だった!?

やせないのも、疲れやすいのも、**口呼吸**が原因！

無意識のときに口がぽかんと開いていていませんか？　そんな人はみなさん口呼吸をしています。**口呼吸になる大きな理由のひとつがストレスです**。

人間はストレスがかかると自律神経の中でも交感神経が優位になります。そして、肩や首の筋肉が緊張するために呼吸に関わる呼吸筋である横隔膜や肋間筋《ろっかんきん》が柔軟性を失い、筋力を使わなくてもラクに空気が吸える口呼吸をしてしまうのです。

また、**スマホやパソコン作業による長時間の前かがみ姿勢や、マスクで呼吸が苦しくなることも口呼吸の原因に**なります。

さらに、悪い姿勢は、浅くて速い口呼吸をくり返す呼吸過多を生み出します。この呼吸過多

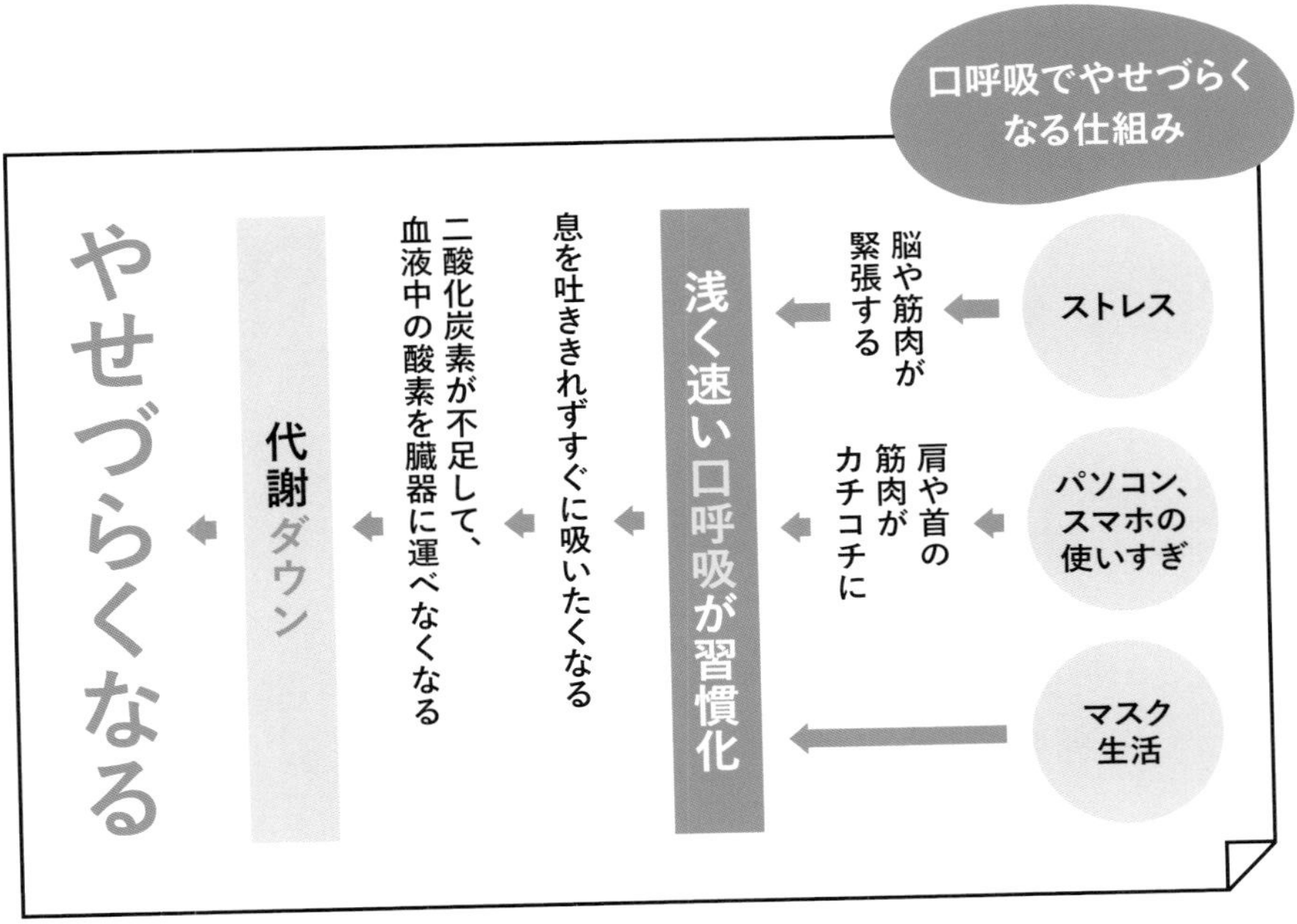
口呼吸でやせづらくなる仕組み
ストレス
脳や筋肉が緊張する
パソコン、スマホの使いすぎ
肩や首の筋肉がカチコチに
マスク生活
浅く速い口呼吸が習慣化
息を吐ききれずすぐに吸いたくなる
二酸化炭素が不足して、血液中の酸素を臓器に運べなくなる
代謝ダウン
やせづらくなる

では「息を吐ききる」ことが上手にできません。いつでも息を浅くしか吐けないので、すぐに息を吸いたくなり、口から浅く速く吸ったり吐いたりをくり返してしまいます。

こんな**口呼吸を数回行うだけで脳に酸素が届きにくくなります**。また、口呼吸が慢性化すると血液中の酸素を全身に行きわたらせることができず、臓器は低酸素状態に。そして、冷えやコリなどの不調が起きたり、疲れやすくなったり、太りやすくなる原因にも！

また、口呼吸ではラクして呼吸をするので、お腹まわりの筋肉がほとんど使われず、お腹がゆるんだまま。思い当たりませんか？　あなたの体型も不調も口呼吸が原因かもしれませんよ。

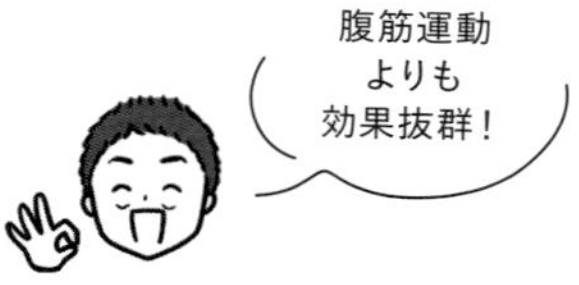

横隔膜を動かして呼吸をすれば、お腹がへこむ！

呼吸を司っているのは肺です。でも肺には筋肉がありません。ですから、呼吸をするときには肺はまわりの筋肉の力を借りて、胸郭を広げたり、縮めたりしています。

その強力なサポーターが呼吸筋と呼ばれる筋肉群です。呼吸筋は首から下腹部にかけて20種類以上もありますが、中でも最も重要な役割を担っているのが横隔膜。肺の底にドーム状についている膜のような筋肉です。しっかり吐くとこの横隔膜が上がって肺がしぼんで空気が自然に押し出され、吸うと横隔膜が下がり、空気が肺に入ります。ところが**口呼吸では、ほとんど横隔膜を動かしていません**。浅くて速い呼吸なら、横隔膜を動かさなくても簡単にできてしまうからです。その悪いクセから抜け出すために

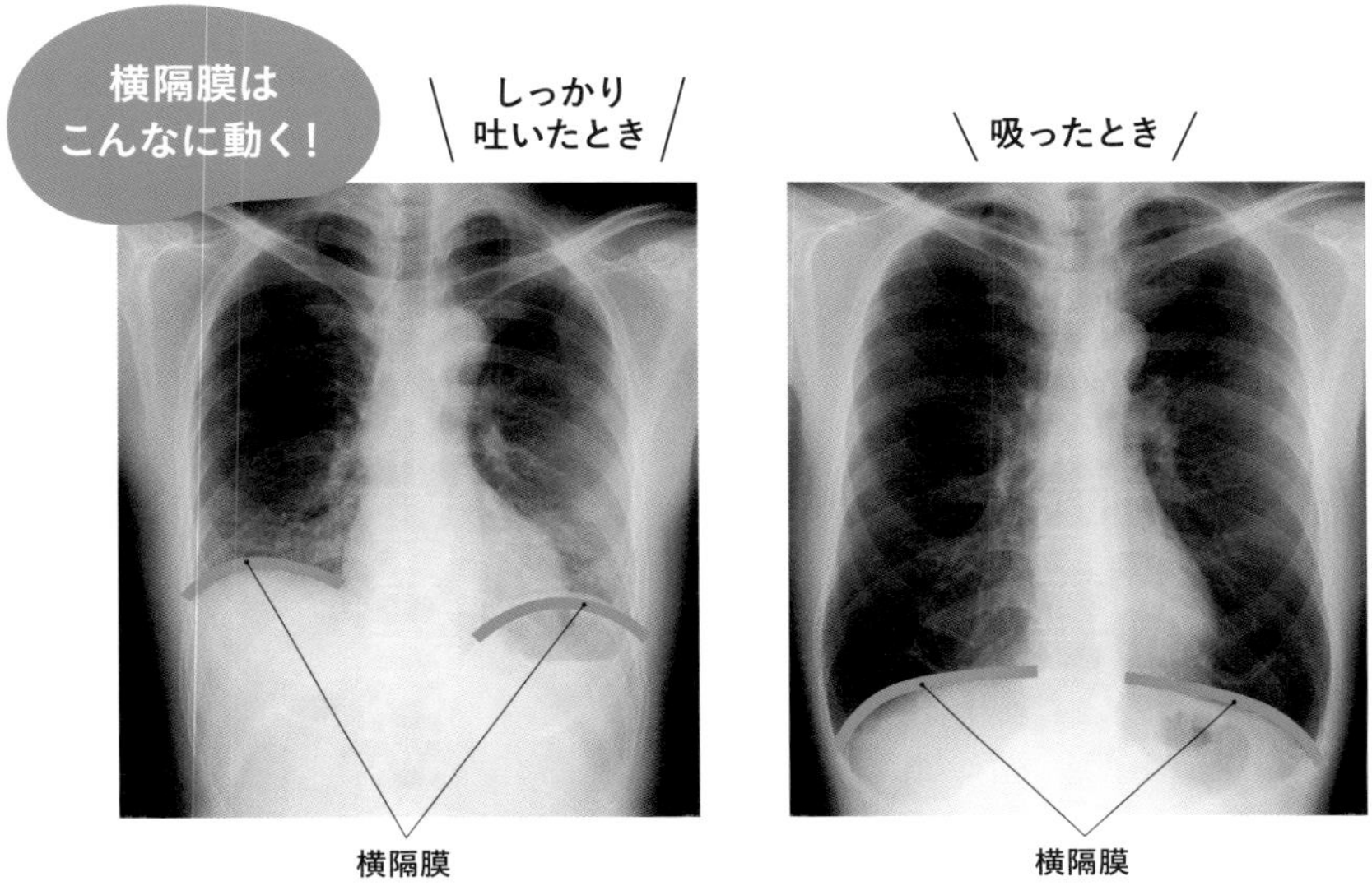
横隔膜は
こんなに動く!
しっかり
吐いたとき
吸ったとき
横隔膜
横隔膜

奥仲先生の呼吸時の横隔膜の変化を写したレントゲン画像。吸ったときは横隔膜が下がり肺に空気が。吐くと横隔膜が上がって肺がしぼんでいるのがわかります。

行うのが、「やせ呼吸」のひとつとして紹介する横隔膜呼吸。これは「吸うときに胸とお腹がふくらんで、吐くときに胸がしぼみお腹がへこむ」呼吸法です。この呼吸をすると**横隔膜がよく動くようになり、連動してお腹まわりの呼吸筋が刺激されます。特に、体幹でコルセットのようにお腹を引き締めてくれる腹横筋が刺激され、お腹がどんどんへこんでくる**はずです。

はじめは意識しないと横隔膜を動かせないかもしれません。でも、これが習慣になれば普段の鼻呼吸でも横隔膜を始めとする呼吸筋を使えるようになります。1日2万回以上している呼吸がすべて体にいい効果を生む呼吸に変わる! まるで夢のようだと思いませんか?

目からウロコ！
やせるカギは
二酸化炭素だった！

やせるためには酸素と二酸化炭素のバランスが大事だと前述しました。**呼吸をするときに二酸化炭素は酸素以上に大事な存在**です。

息を吸って肺に取り込まれた酸素は、血管の中を赤血球のヘモグロビンによって運ばれます。その酸素を全身の臓器へと手渡しするのが二酸化炭素の役目。二酸化炭素が十分にないとヘモグロビンが酸素を切り離すことができず、せっかくの酸素は血管内をぐるぐると回るだけで、そのうち呼気として外に出てしまいます。このように**全身に酸素を届けて代謝を上げるには、空気をたくさん吸うことより、適度な量の二酸化炭素を体内にとどめておくことが大事**。それには酸素と二酸化炭素のバランスを整える「やせ呼吸」がよいのです。

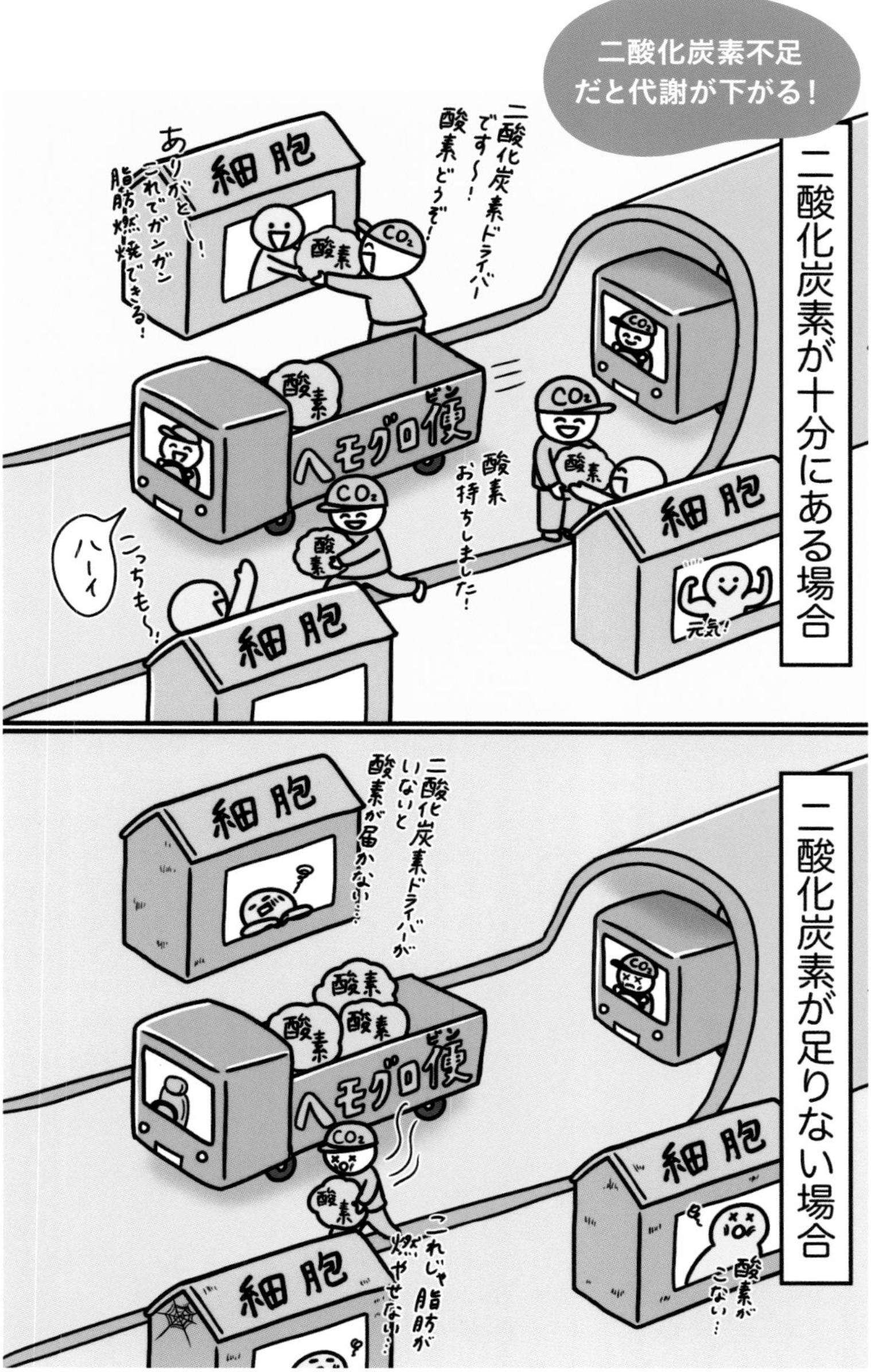

酸素を大事な荷物にたとえてみましょう。注文した酸素荷物を載せたヘモグロビントラックは血管道路を通って、内臓の家に向かって走ります。ところが目的地に着いてもドライバーである二酸化炭素が人数不足のため酸素を届けられません。大事な荷物はヘモグロビントラックに載ったまま血管道路を回り、肺に戻って体の外へ。内臓は酸素が足りないため働きが悪くなり、脂肪が燃えません。

口呼吸だと
深呼吸をしても
意味がない

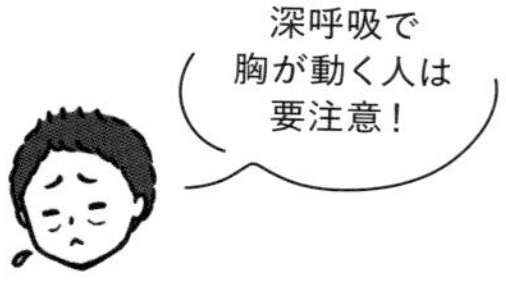

緊張をほぐすために深呼吸をすることはありませんか？　もし**深呼吸するときに、口で呼吸していて、お腹がふくらんだりへこんだりせずに、肩や胸ばかりが動いていたら、それは間違った深呼吸です**。

深呼吸は空気をたくさん取り込むため、一見体によさそうに思えますが、間違った深呼吸は逆に酸素のとりすぎになり、体の隅々にまで酸素を行きわたらせることができません。呼吸は吸うよりも吐くほうがより重要です。たとえ深呼吸をしても浅い口呼吸がクセになっていると息を吐ききることができないので、肺の中には空気が残ってしまいます。**見かけは深呼吸なのに、肺の一番深くまで空気を届けられない浅い口呼吸**をしていることと同じなのです。

やせたいなら1分間10回の**鼻呼吸**を目指す！

口でする短く速い呼吸がダメなことはおわかりいただけたでしょうか。呼吸は本来、鼻から吸って、鼻から吐く鼻呼吸が理想です。鼻には空気中のほこりやウイルスが体内に侵入するのを防ぐ浄化装置が備わっています。さらに、口呼吸のように吸いすぎることがなく、**適度に酸素を取り入れ、二酸化炭素を体内にとどめておくことができるのが鼻呼吸**です。

酸素と二酸化炭素のバランスが整うと血流がよくなり、代謝がアップして、やせやすい体へと導いてくれます。本書の最終目標は1分間10回程度の鼻呼吸。**長く吐いて吐ききり、1〜2秒で自然と鼻から空気が入ってくるのが理想です**。無意識でもこの呼吸ができる状態を目指し、「やせ呼吸」を練習しましょう。

＼しかも！／

横隔膜呼吸なら自律神経が整って、イライラが減る！

ストレス社会の昨今、自律神経に注目が集まっています。**自律神経は血流や心拍、腸の動きなど、自分ではコントロールできない生体機能を整えてくれる神経**。脳や体が活発に活動するときに働く「交感神経」と、リラックスしたときに働く「副交感神経」があり、心身の健康はこの2つのバランスと深い関係があります。ストレスの多い今の時代は、多くの方が体調不良を抱え、睡眠の質も悪い状態。ストレスがかかるとそれに対応しようと交感神経のスイッチが入り、リラックスする副交感神経にシフトせず、交感神経が高い状態が続くことがその理由です。

この乱れた自律神経のバランスを自分の意思で整えることができる唯一の方法が呼吸です。

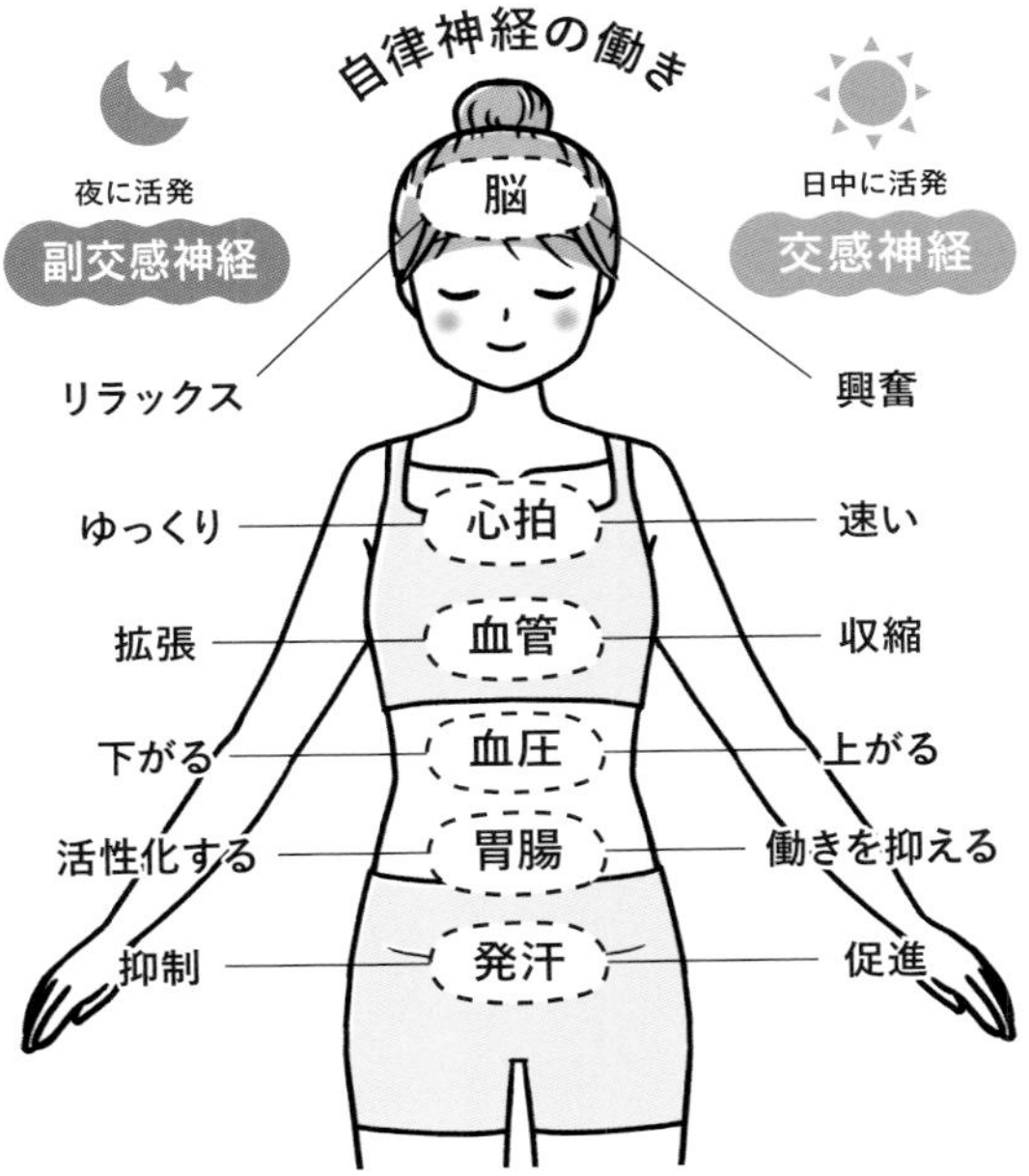
自律神経の働き
夜に活発
副交感神経
日中に活発
交感神経
脳
リラックス
興奮
心拍
ゆっくり
速い
血管
拡張
収縮
血圧
下がる
上がる
胃腸
活性化する
働きを抑える
発汗
抑制
促進

交感神経と副交感神経の役割

交感神経と副交感神経のバランスがとれていれば、心身ともに健康な状態を維持できます。ところが、現代社会は交感神経を優位にするシチュエーションばかり。横隔膜を使った呼吸は、自分の意思で自律神経をコントロールできる唯一の方法です。

でも短く速い口呼吸ではダメ。横隔膜を動かす深い呼吸でないといけません。**横隔膜は自律神経の束が集まっている場所。横隔膜呼吸で横隔膜を動かすと、副交感神経が優位に働くようになり気持ちが落ち着いてきます。**

せっかちな私は、信号待ち、エレベーター待ちでは横隔膜呼吸が習慣です。するとスーッと気持ちが落ち着いてきます。そんなイラッとしそうな場面では「横隔膜呼吸をする時間をくれてありがとう」と思うようにしています。ストレスでお菓子を食べてしまうクセがある人はイラッとしたらぜひ横隔膜呼吸を。これで副交感神経を優位にすれば、ムダな食欲がおさえられ、ストレス食いも減りますよ。

まとめ

「やせ呼吸」でやせる&お腹がへこむ仕組み

理由 1

浅い口呼吸をやめて、長く強く吐く鼻呼吸に変えることで代謝がアップ

ストレス、長時間の猫背姿勢、マスク生活で浅く速い口呼吸になりがち。長く強く吐く「やせ呼吸」を練習すると、酸素と二酸化炭素のバランスが整い、内臓に酸素が届くようになって代謝がアップします。

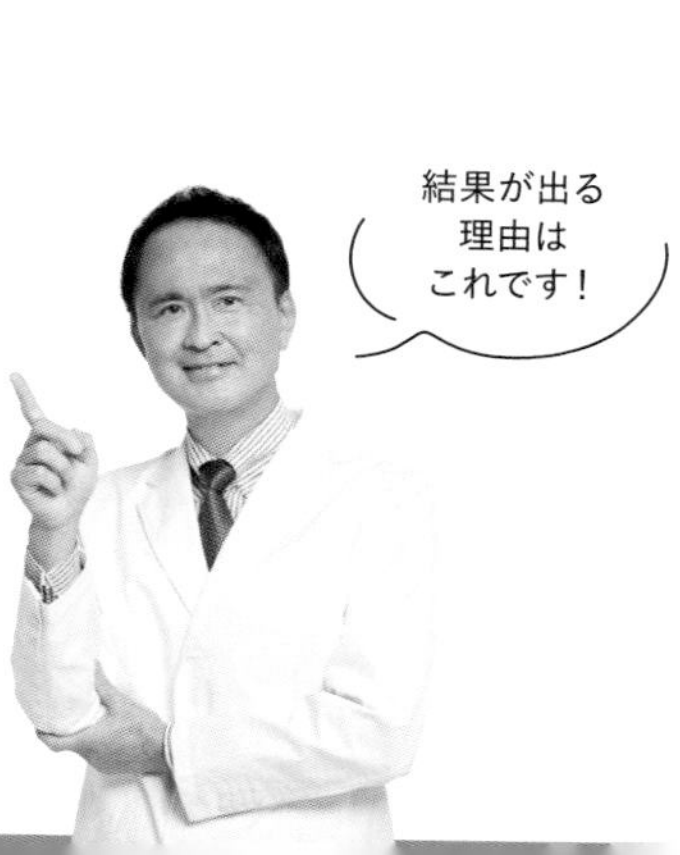

理由 2

毛細血管まで血液が行き届いて、全身の血行が促進

口で吸う・吐くを、短く速く繰り返す呼吸を続けると、自律神経のバランスが乱れ、血流が悪化。「やせ呼吸」で横隔膜を使って息を吐ききる習慣をつけると血流がよくなり、毛細血管にまで血液が行き届きます。

理由 3

ストレスが軽くなり、過食がおさえられる

横隔膜を使って、息を長く強く吐けるようになると、横隔膜のまわりに集まる副交感神経のスイッチを刺激。副交感神経が優位になることで、ストレスを感じると高まる交感神経が落ち着き、ストレスによる過食がおさえられます。

理由 4

横隔膜を動かしてお腹に力を入れて呼吸をするからどんどんお腹がへこむ

横隔膜呼吸は横隔膜を大きく動かしながらお腹に力を入れて息を吐き出します。すると連動してお腹まわりの筋肉を刺激。特にお腹をコルセットのように引き締めるインナーマッスル、腹横筋が働いてお腹がへこんできます。

理由 5

呼吸筋が使われ姿勢が整うから 美しいスタイルに！

「やせ呼吸」をすると、体の前側や背中側にある呼吸筋（呼吸をするときに使われる筋肉）がフル稼働。筋肉で体幹を安定させることができ、いつでも正しい姿勢をキープして、前から見ても、後ろから見ても美しいスタイルに！

理由 6

動いても息が上がらなくなり 運動がラクに 続けられる

少し体を動かすだけで苦しくなるのは、筋肉や心臓に酸素が行き渡らなくなるから。「やせ呼吸」が習慣になると、少ない酸素で活動できる体になり、運動がラクに続けられます。

＼やってみよう！／

酸素保持力チェックテスト

吸った酸素をどれくらい体内で活用できているのかを、息を何秒止められるかでチェック。すぐ苦しくなるようなら、体内の二酸化炭素量が足りないサイン。

1

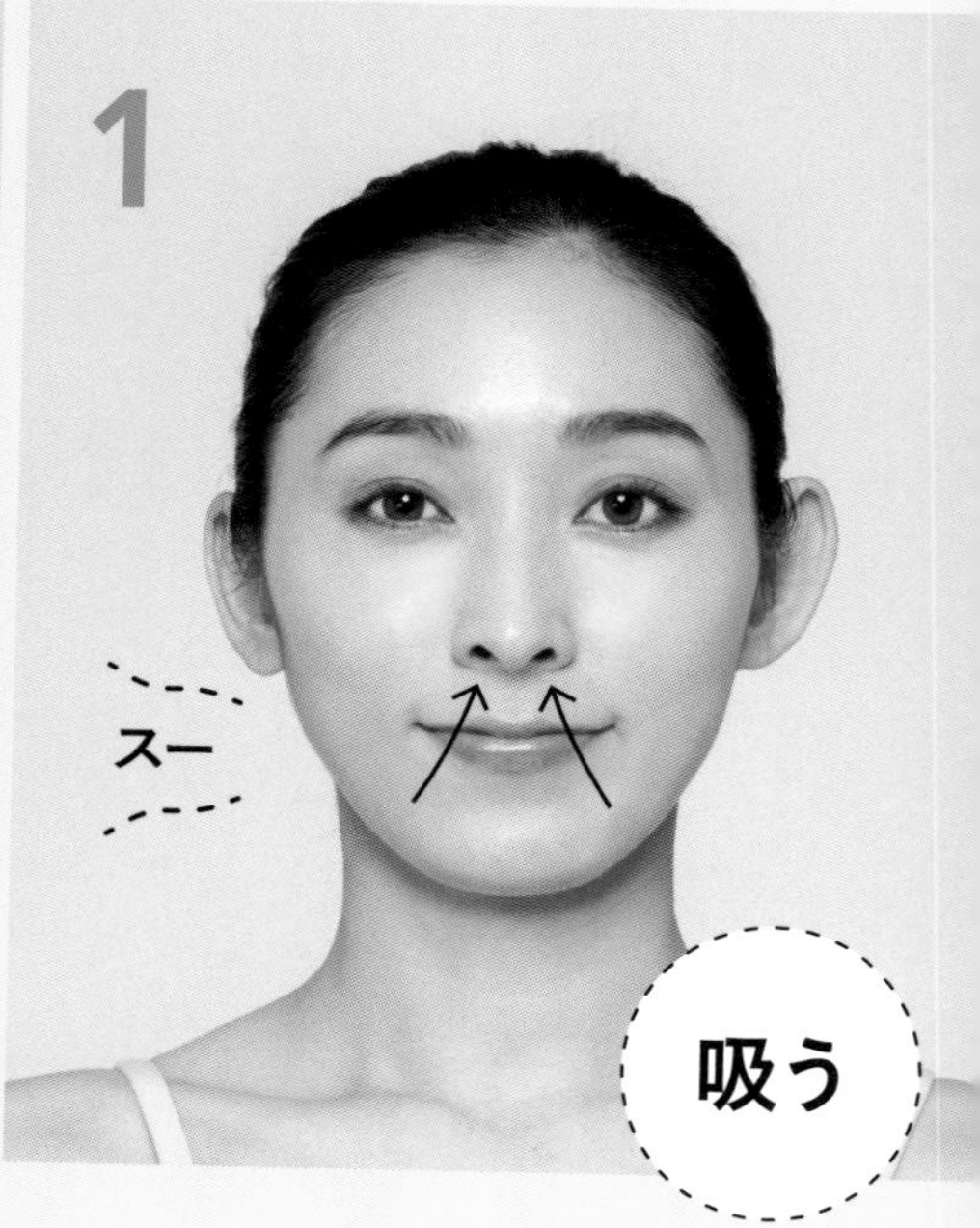

鼻から吸う

ストップウォッチやスマホのタイマーをセットして、鼻から普通に息を吸いましょう。このとき思いきり吸わないこと。

計測スタート

2

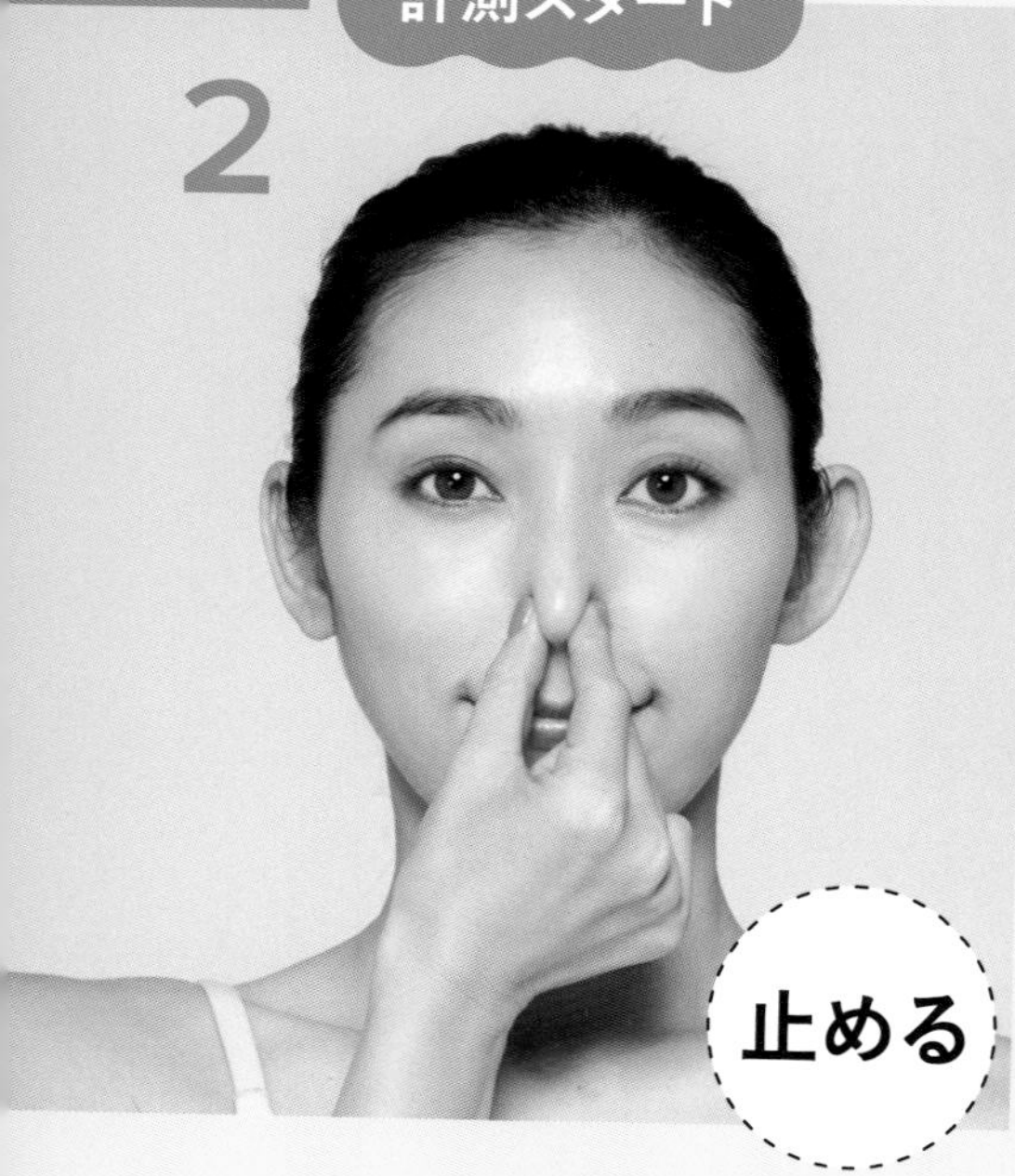

鼻をつまんで息を止める

小さく息を吐いたら、鼻をしっかりつまんで息を止めて計測開始。息をしたいと感じるまでの時間を測って。

酸素保持力レベル

レベル	秒数	判定	説明
レベル4	40秒以上	アスリートレベル	呼吸数が1分間に6〜10回程度で、体内の酸素をどれくらい活用できるかを表す酸素保持力レベルはアスリート級です。
レベル3	30〜39秒	理想的な呼吸	呼吸数が1分間に10〜15回程度で、普通の生活をしているならば理想的な酸素保持力です。ここを目指して「やせ呼吸」を練習。
レベル2	20〜29秒	太る呼吸予備軍	呼吸数が1分間に20回程度。ストレスを感じたり、悪い姿勢が続くと浅い口呼吸になっているかもしれません。
レベル1	19秒以下	太る呼吸	呼吸数が1分間に20回以上と多め。常に息苦しさを感じ、息切れやいびきなどの症状も。太りやすく、不調も抱えているはず。

何秒たった?

3

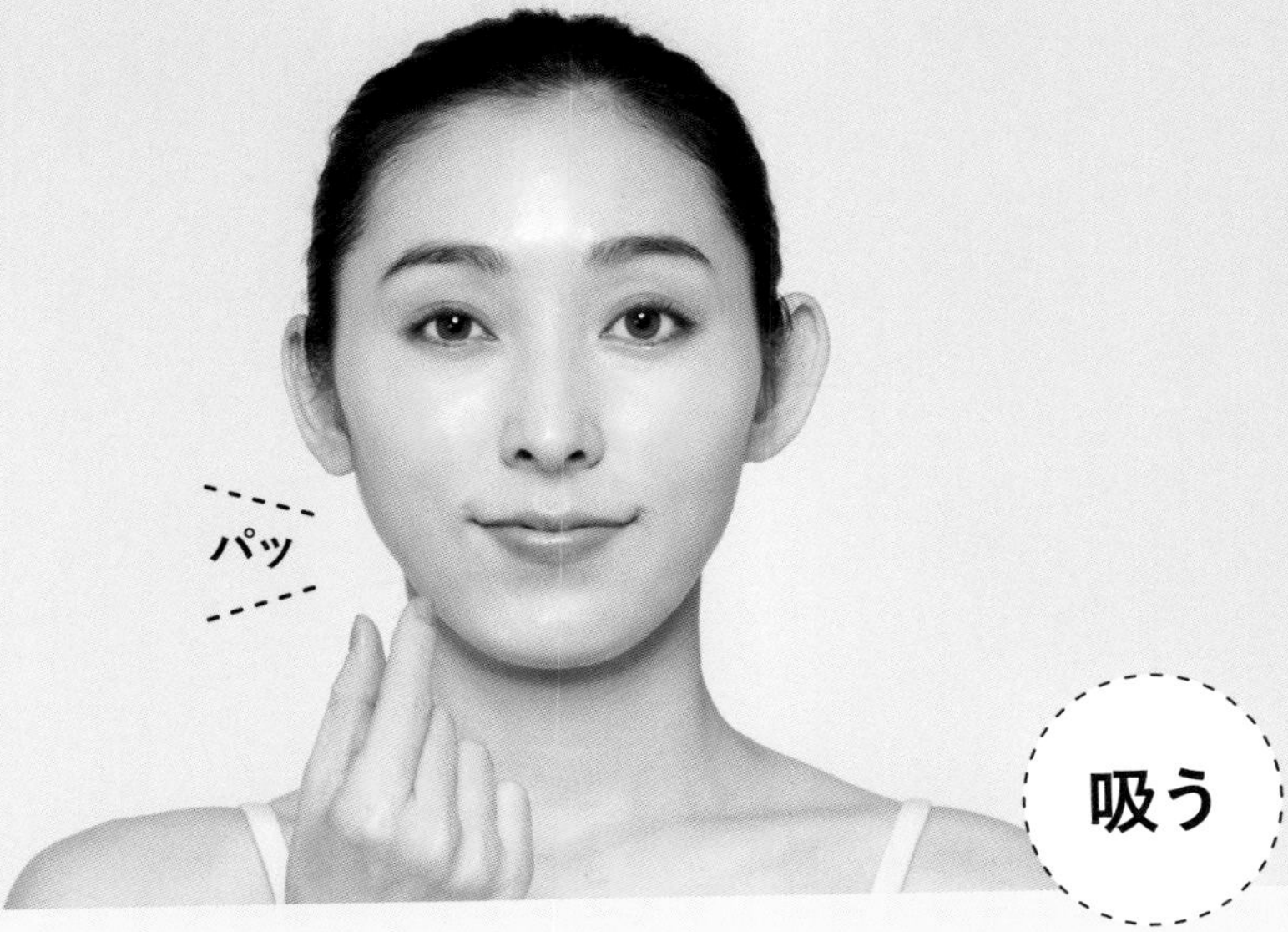

息が吸いたくなったら手を離す

無理にガマンせず、息を吸いたくなったら計測終了。終わってハアハアと息を吸ってしまうようなら、ガマンのしすぎ。

＼やってみよう！／

吐く力（横隔膜力）チェックテスト

横隔膜をはじめとした呼吸筋を使えているか、吐く力の強さで確認してみましょう。吐いたときに指に感じる息の強さに意識を向けてトライ。

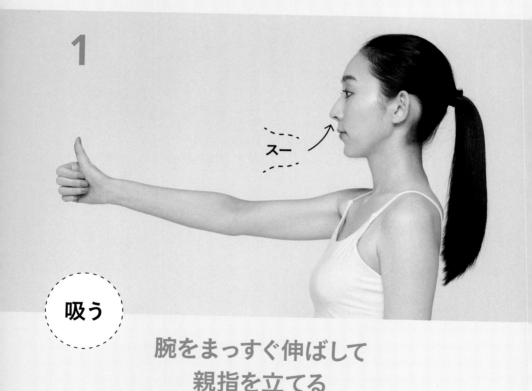

1

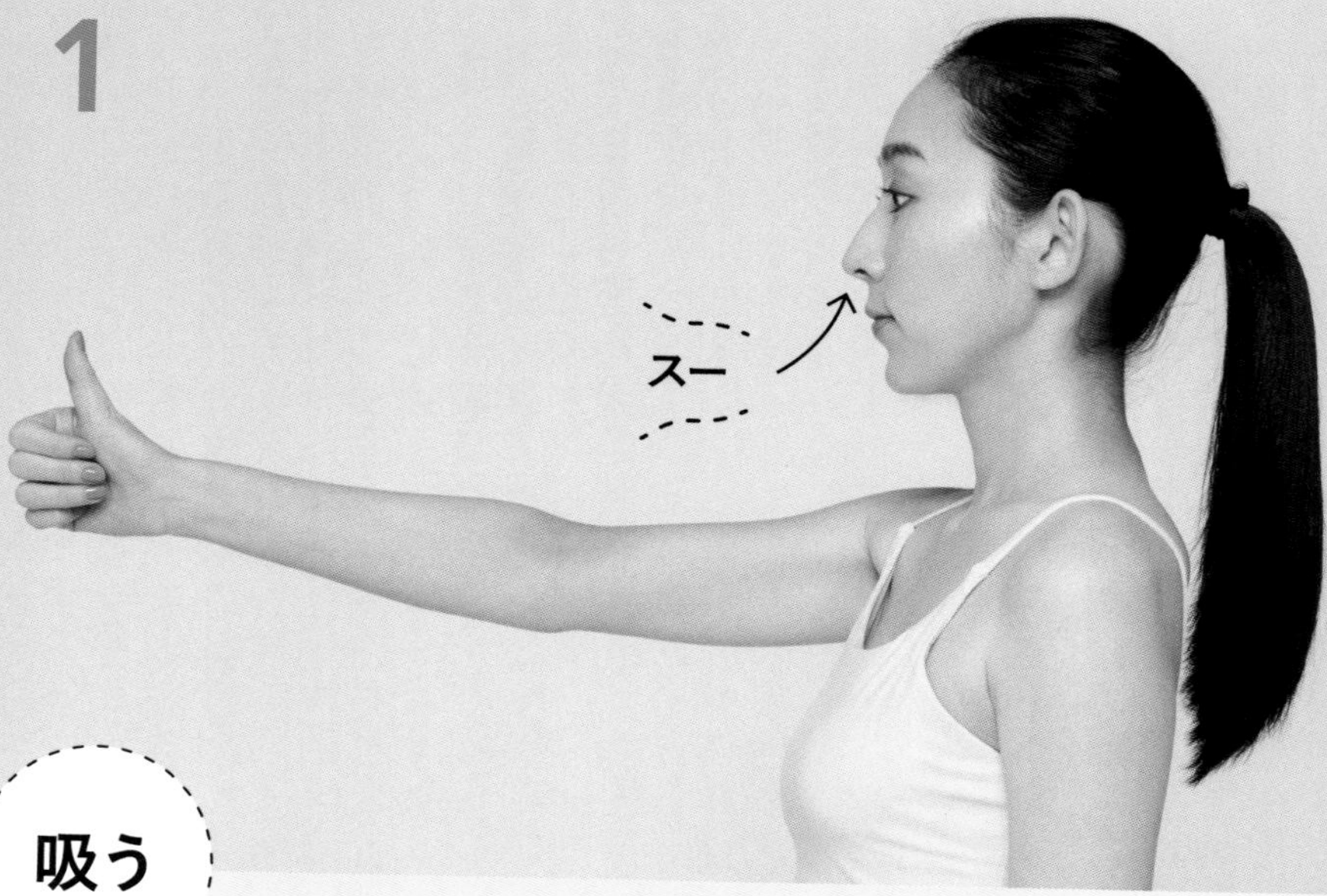

吸う

腕をまっすぐ伸ばして親指を立てる

背すじを伸ばして立ち、片方の腕をまっすぐ前に伸ばして、親指を立てる。お腹をふくらませながら鼻からスーと息を吸う。

息を吐く力レベル

レベル3	親指まで息が強く届く 吐く力 80%以上	息を吐くときにしっかりお腹がへこみ、吐いた息が親指まで強く届いていたら、横隔膜を使って呼吸ができているサイン。
レベル2	親指に軽く息を感じる 吐く力 60%	吐いた息を親指に軽く感じる程度なら、横隔膜力は少し弱め。「いの口」呼吸や横隔膜呼吸の練習で吐く力の強化をしましょう。
レベル1	親指にまったく息を感じない 吐く力 30%以下	息を吐いたのに、親指にまったく感じられず、長く吐くこともできなければ、横隔膜や呼吸筋が弱くなっています。「いの口」呼吸から吐く練習を。

2

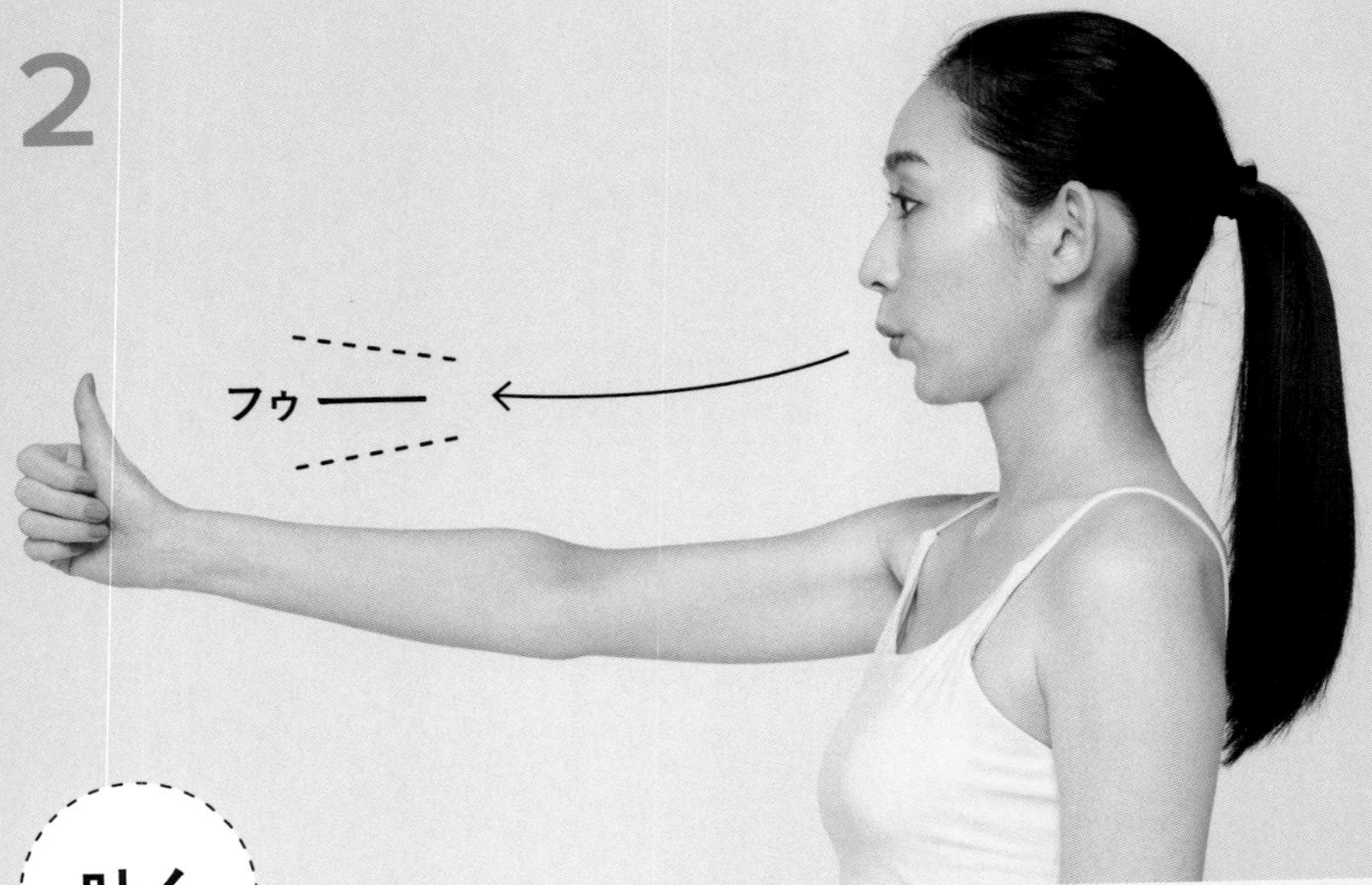

吐く

口から思いきり息を吐く

お腹をへこませながら、口からフゥーと強く息を吐く。そのとき、親指にどれくらい息が届いているかをチェックして!

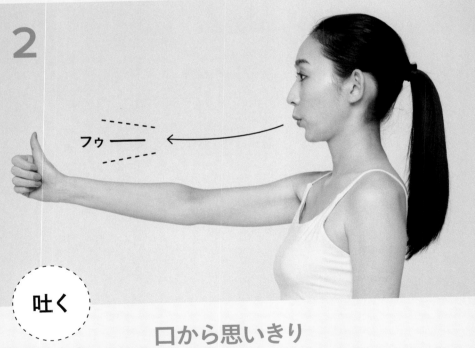

お風呂で歌いながら呼吸の練習をすれば、ストレスも発散できますよ

奥仲

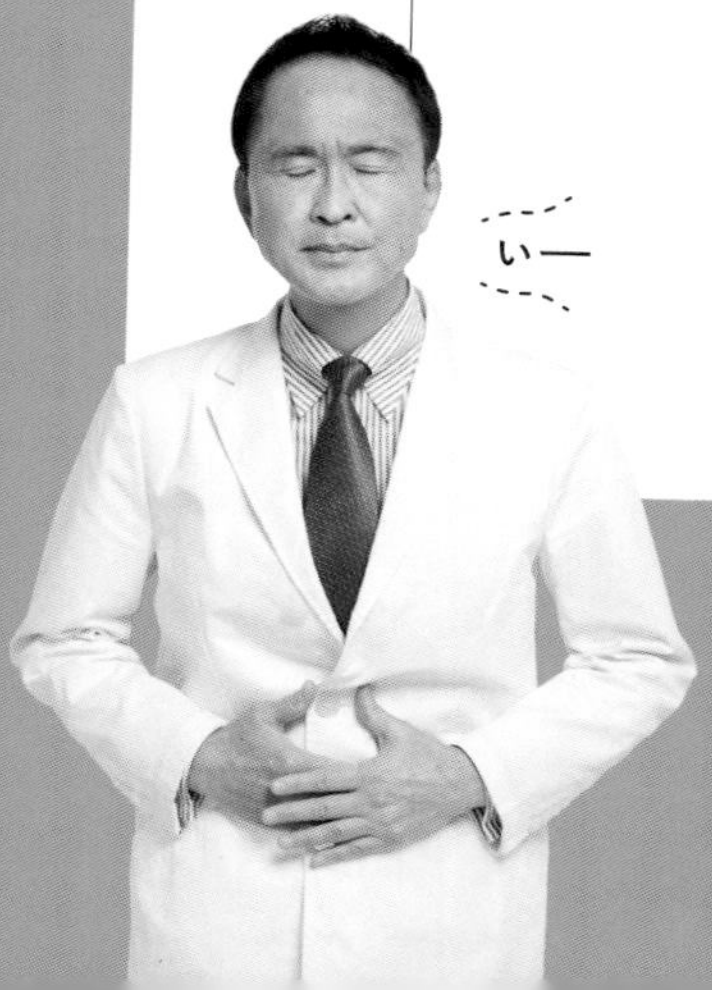

第 2 章

「やせ呼吸」STEP 1

「いの口」呼吸

口を横に開く「いの口」で息を**長く吐く練習を**

1章のチェックテストで、息を長く強く吐けないことに驚いた方も多いのではないでしょうか？　ストレス、スマホやパソコンを見るときの前かがみ姿勢、息苦しいマスク生活……。こんな日常を通して、**ラクに何度も吸って吐く、口呼吸が習慣化**してしまっています。

残念ながらこの口呼吸では息を「吐ききる」ことができません。浅くしか息を吐けないとまたすぐに息を吸いたくなり、口から短く吸って吐く浅い呼吸をくり返すようになります。

そんな状態で、いきなり鼻から吐いて、鼻から吸う鼻呼吸を身につけるのは難しいでしょう。気づけば、すぐにラクな浅い口呼吸に戻ってしまいます。

そこで私がおすすめしているのが、口を「い」

「い段」で終わる歌を歌いながら練習しよう

私は毎晩お風呂で「い段」で終わる歌を歌い、「いの口」呼吸を実践します。できるだけ長く気持ちよく「い〜〜♪」と歌いあげると長く吐く練習になり、ストレス発散にもなりますよ。

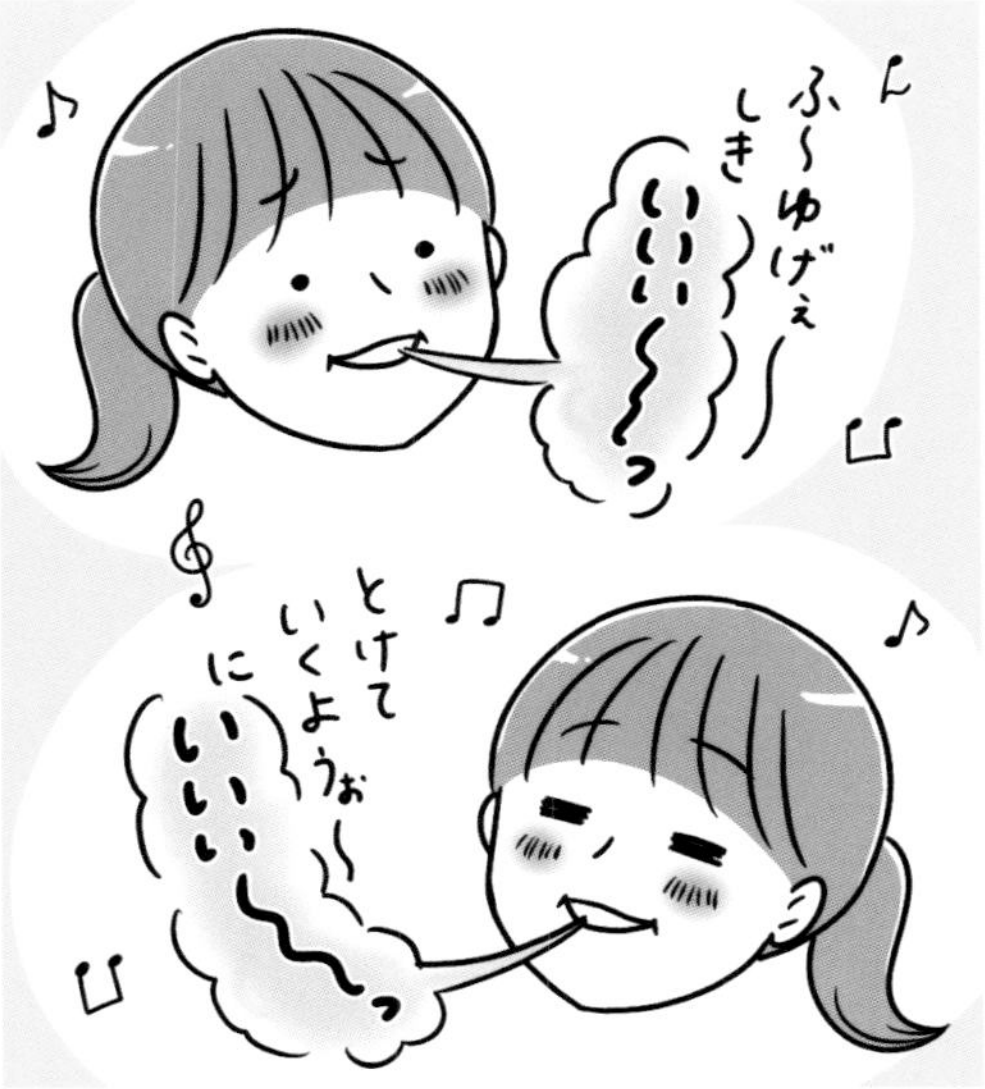
ふ〜ゆげぇ
しき
いいい〜〜っ
とけて
いくようぉ〜
に
いいい〜〜っ

の形で横に薄く開いて息を吐く「いの口」呼吸です。**「いの口」にすると口をぽかんと開けて吐き出すよりも、長く強く息を吐きやすくなります**。この呼吸をくり返すと、空気が通る気道の圧力が高まり、細くなっている気管支が広がって空気の出し入れがスムーズになります。

ポイントは息を吐ききってから、さらにグッと吐くこと。こうすると肺に残った空気を吐き出せるので、必要な分だけの新鮮な空気が肺に入ってきます。

そして、「いの口」呼吸で長く吐くことに慣れてきたら、鼻で吐いて吸う鼻呼吸に徐々に変えていきましょう。長く吐くことが習慣になっているので鼻呼吸がラクにできるようになります。

「やせ呼吸」STEP 1

長く吐く力をつける
「いの口」呼吸

横に薄く開いた口から、肺の中の空気をからっぽにするように吐き出して。意識して吸わずに自然に空気が鼻から入ってきたら、上手く吐けています。

5〜10秒

1

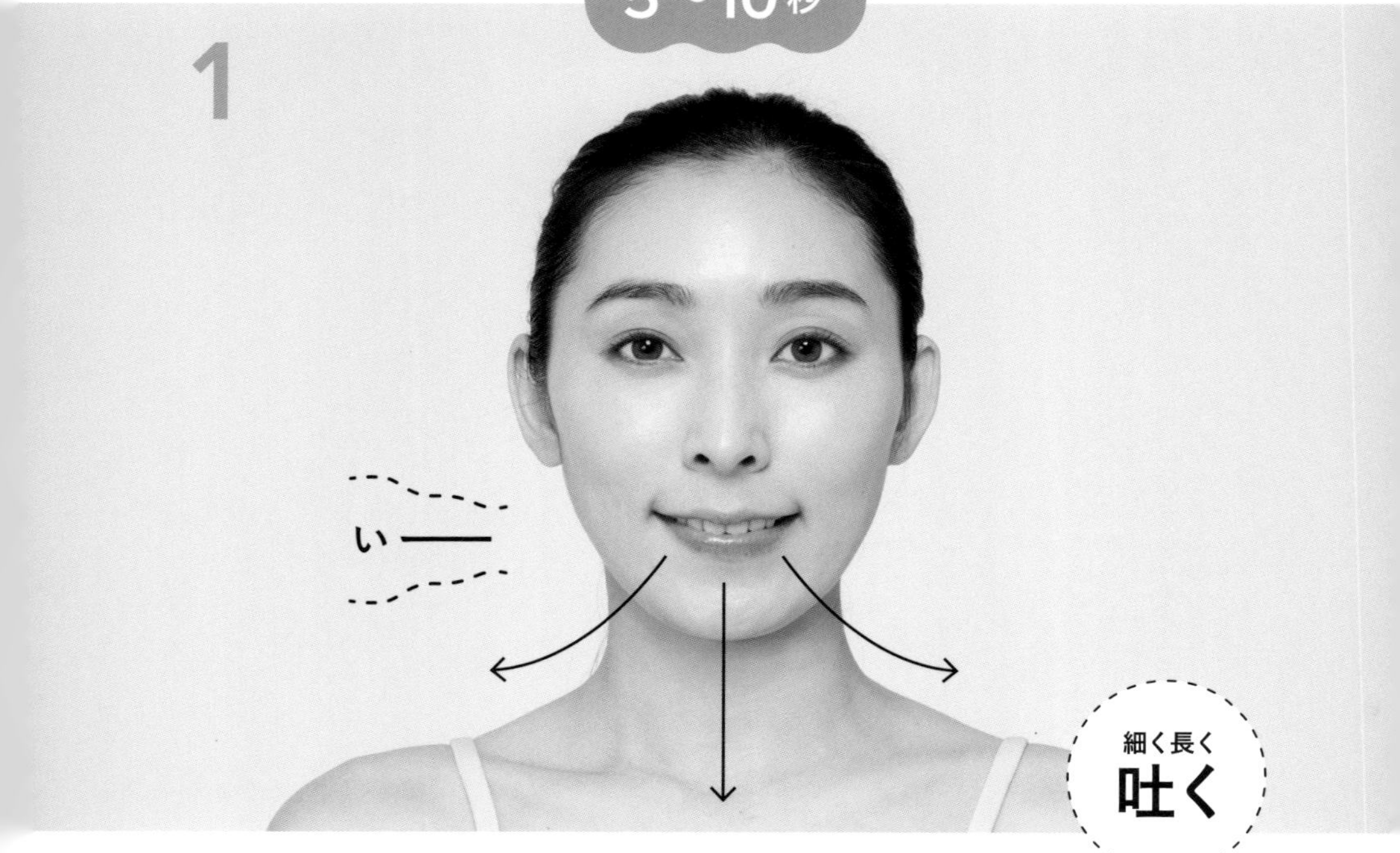

口を横に薄く開いて「いの口」にして吐く

スッと1秒で鼻から息を吸ったら、口を横に薄く開いて「いの口」の形にして、そのまま口から5〜10秒かけて長く息を吐く。

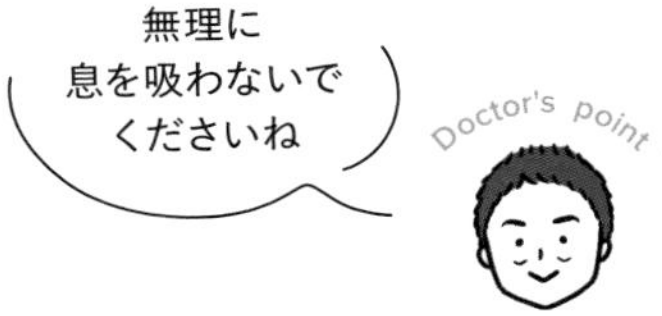
無理に
息を吸わないで
くださいね
Doctor's point

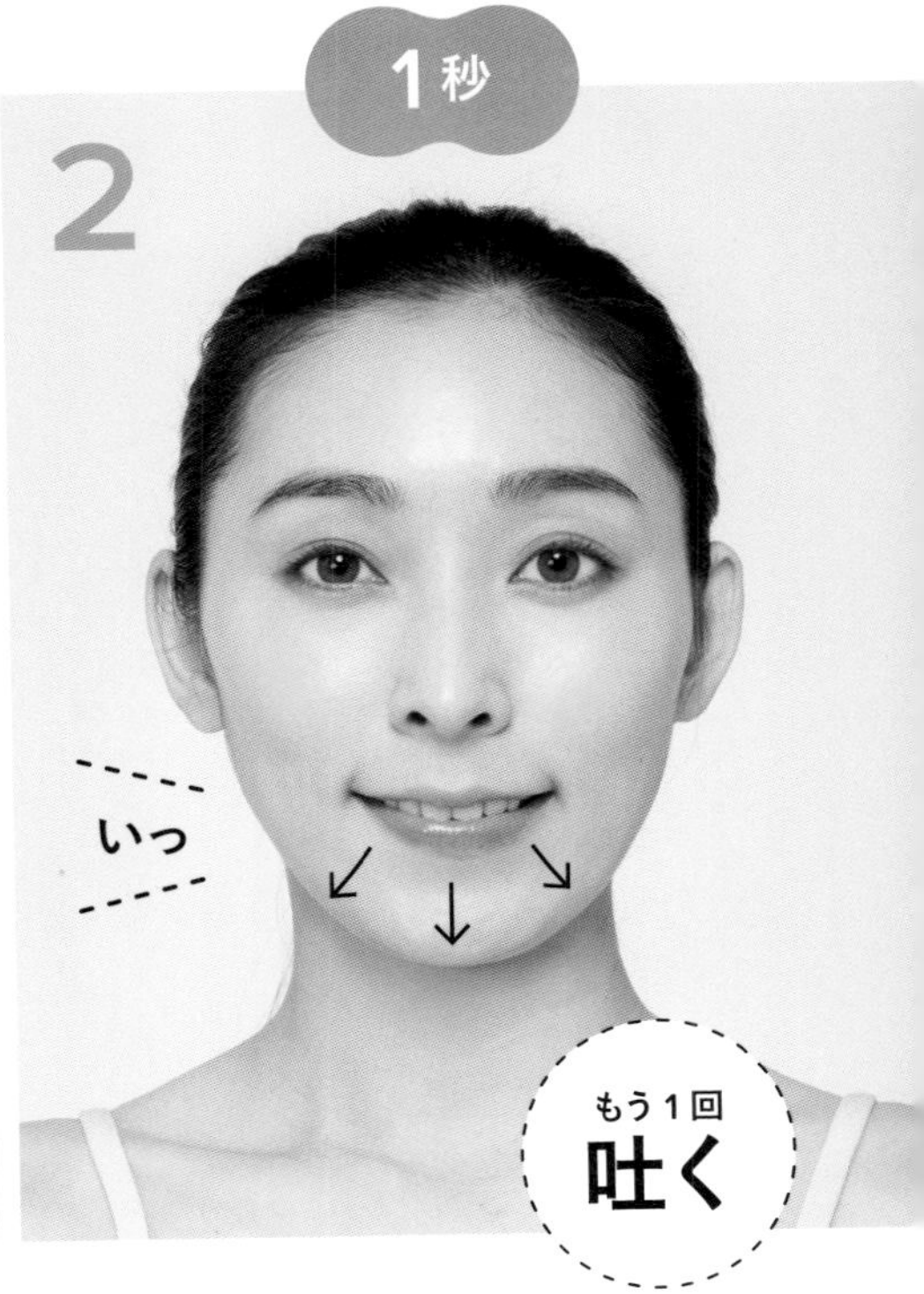
2
1秒
いっ
もう1回
吐く

長く吐いた後、もう1回強く吐く

もう吐けないところまで吐いたら、最後にもう1回グッとお腹に力を入れて吐ききる。

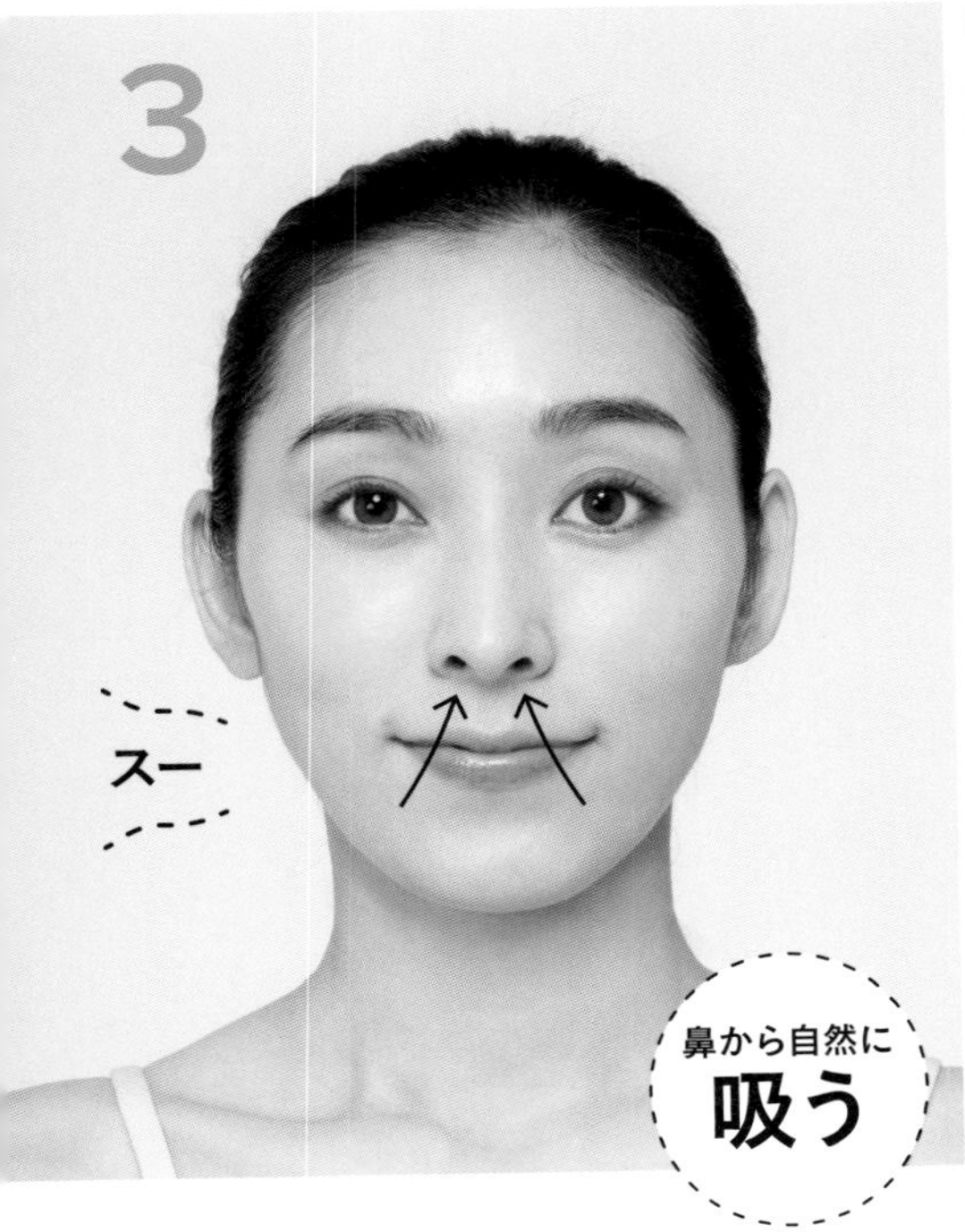
3
スー
鼻から自然に
吸う

自然に入ってくる空気を吸う

息を吐ききった後、自然に入ってくる空気を鼻から吸う。1に戻り4〜5セット。

＼ 猫背のままではダメ ／

「やせ呼吸」は姿勢が命

呼吸は呼吸筋と呼ばれる筋肉のサポートでスムーズに行われています。ところが、前かがみで呼吸をすると、背すじを伸ばした正しい姿勢で呼吸をするときよりも、筋肉の機能は20％ほども低下するのです。呼吸の効果を最大限生かすために、正しい姿勢を意識しましょう。

正しい座り方を練習

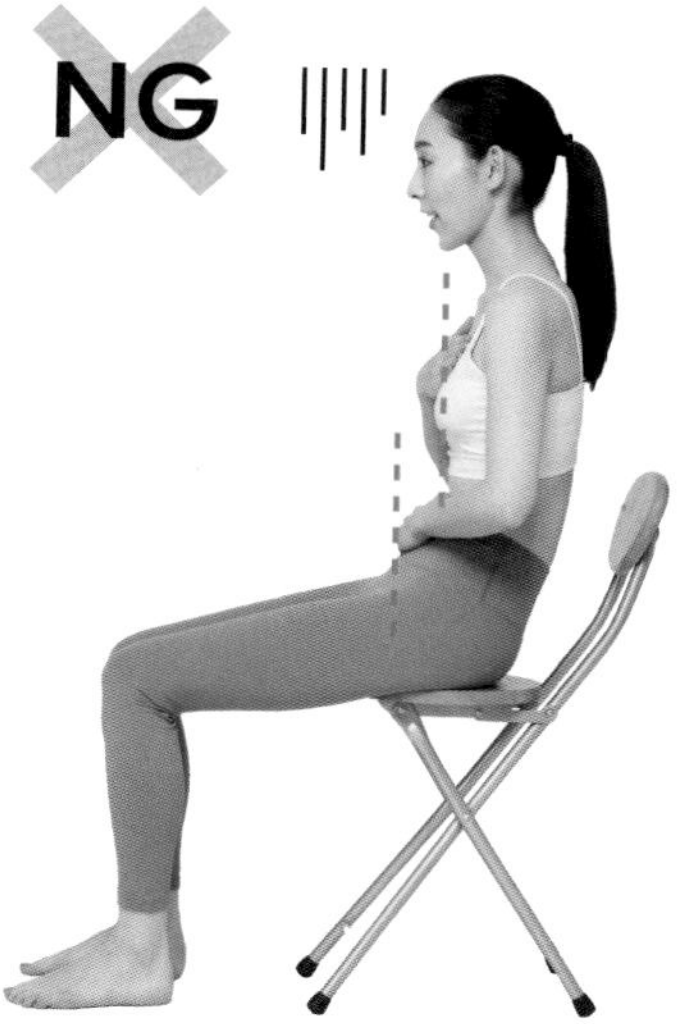

上下の手がズレている

猫背でお腹の力が抜ければ下の手が、前かがみ姿勢では上の手が前に出ます。どちらも呼吸が浅くなる原因。

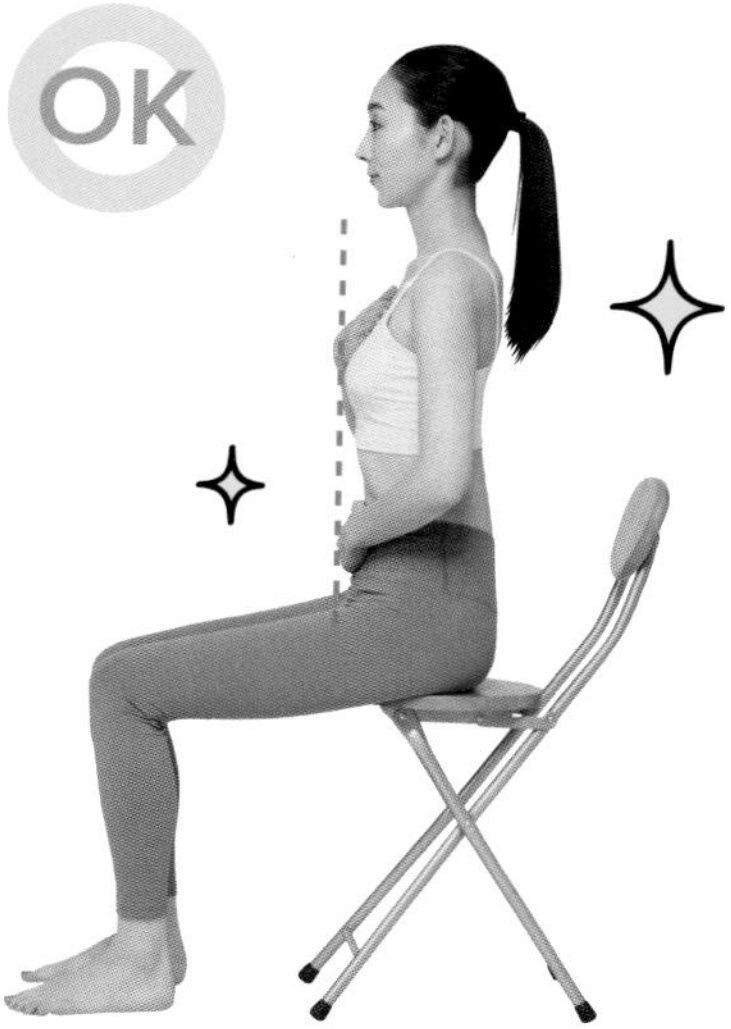

上下の手が一直線

イスに座り、鎖骨の下とへその下に手をあてます。このとき両手が縦方向にほぼ一直線になるのが正解。

正しい立ち方を練習

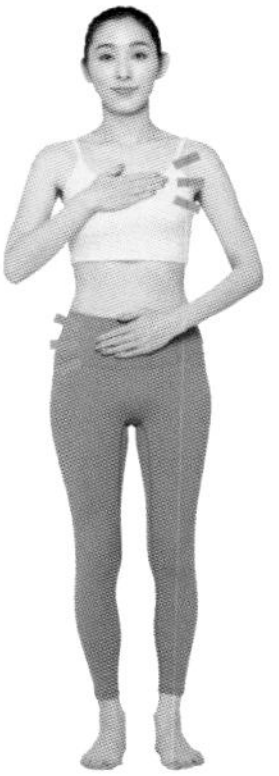

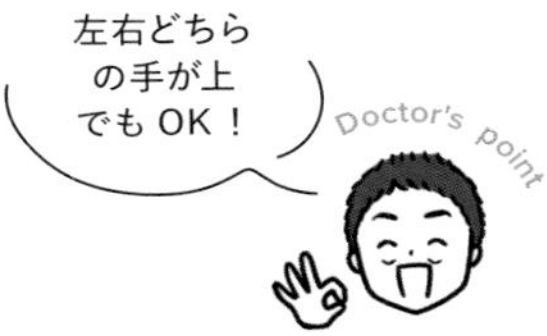
左右どちらの手が上でもOK！
Doctor's point

手を鎖骨の下とへその下に置く

姿勢をチェックするときには立つ場合も座る場合も、片手を鎖骨の下に、もう片方の手をへその下に置いてその位置を確認！

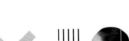

NG

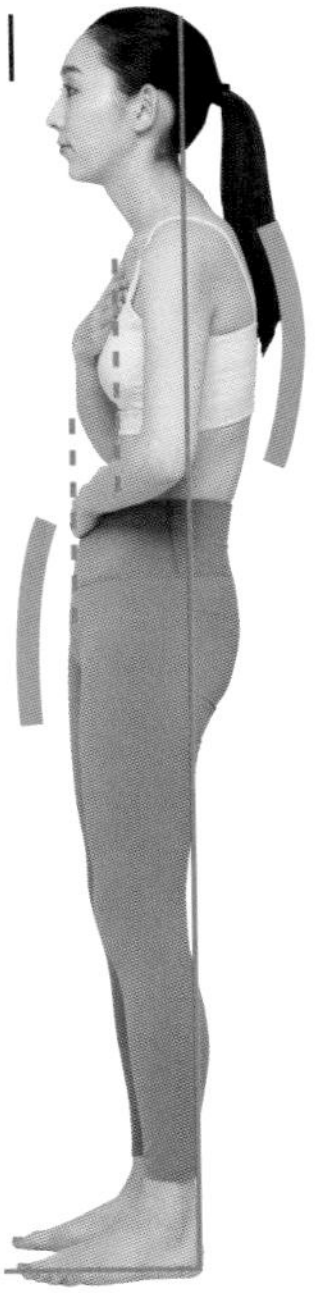

胸よりお腹の手が前にある

猫背でお腹がぽっこり出ていると、胸よりお腹の手が前に出ます。耳からくるぶしの線もズレて、悪い姿勢に。

OK

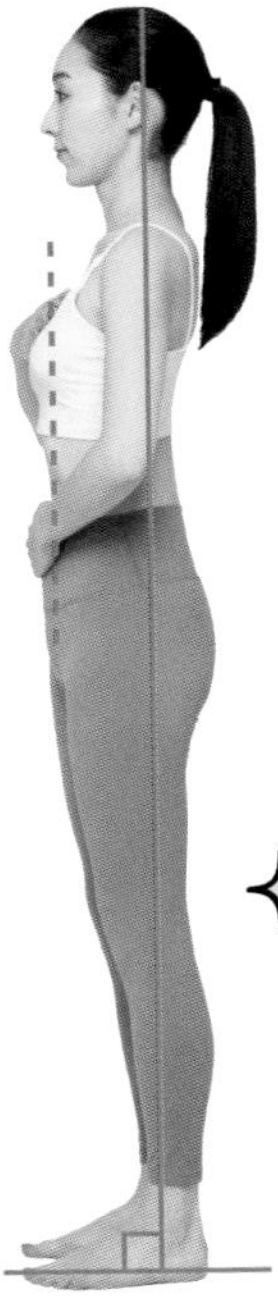

上下の手が一直線

足を肩幅に開き、リラックスして立ちます。上下の手がほぼ一直線なら、耳、肩、ひざの横、くるぶしを結ぶ線も一直線に。

ヒマなときこそ「やせ呼吸」。
これであなたのお腹は
ペッタンコ！
奥仲

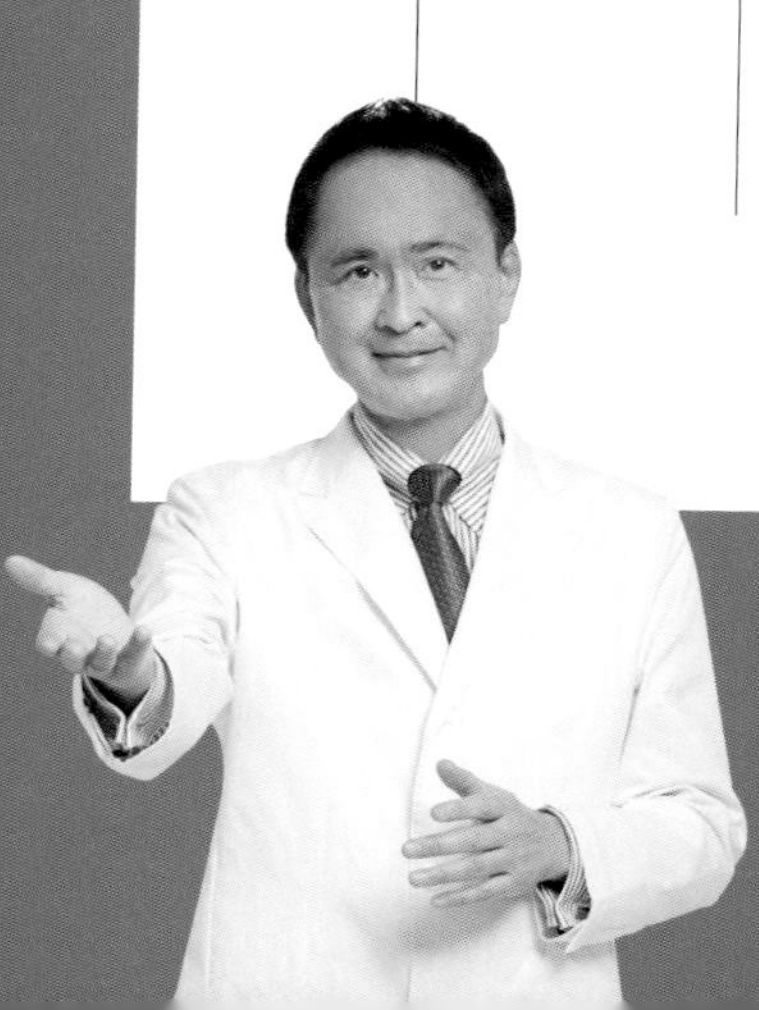

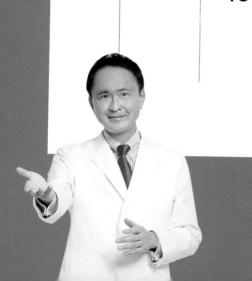

第 3 章

「やせ呼吸」STEP 2&3

鼻呼吸を身につけてやせる

横隔膜呼吸
&
息止め
ウォーキング

ただの深呼吸じゃお腹はへこまない。「横隔膜」が大事

さあ、みなさん深呼吸してみましょう。肩や胸ばかりが動いていませんか？　それではいくら呼吸をしてもお腹はへこみません。

私がおすすめするお腹がへこむ呼吸法が「横隔膜呼吸」です。この呼吸法を簡単に説明すると、吸うときに胸とお腹がふくらみ、吐くときに胸がしぼみお腹がへこむ腹式呼吸。**横隔膜を動かして呼吸筋を使いながら、体幹を安定させて、呼吸をするたびにお腹がへこみます。**

この「横隔膜呼吸」の主役は文字通り横隔膜です。横隔膜は肋骨の下側にドーム状についた3～5㎜厚ほどの膜のような筋肉で、脂肪や筋膜を合わせると約2㎝の厚さがあります。横隔膜は息を吸うときに下がって肺を広げ、息を吐くときに上がることで肺から空気を吐き出しま

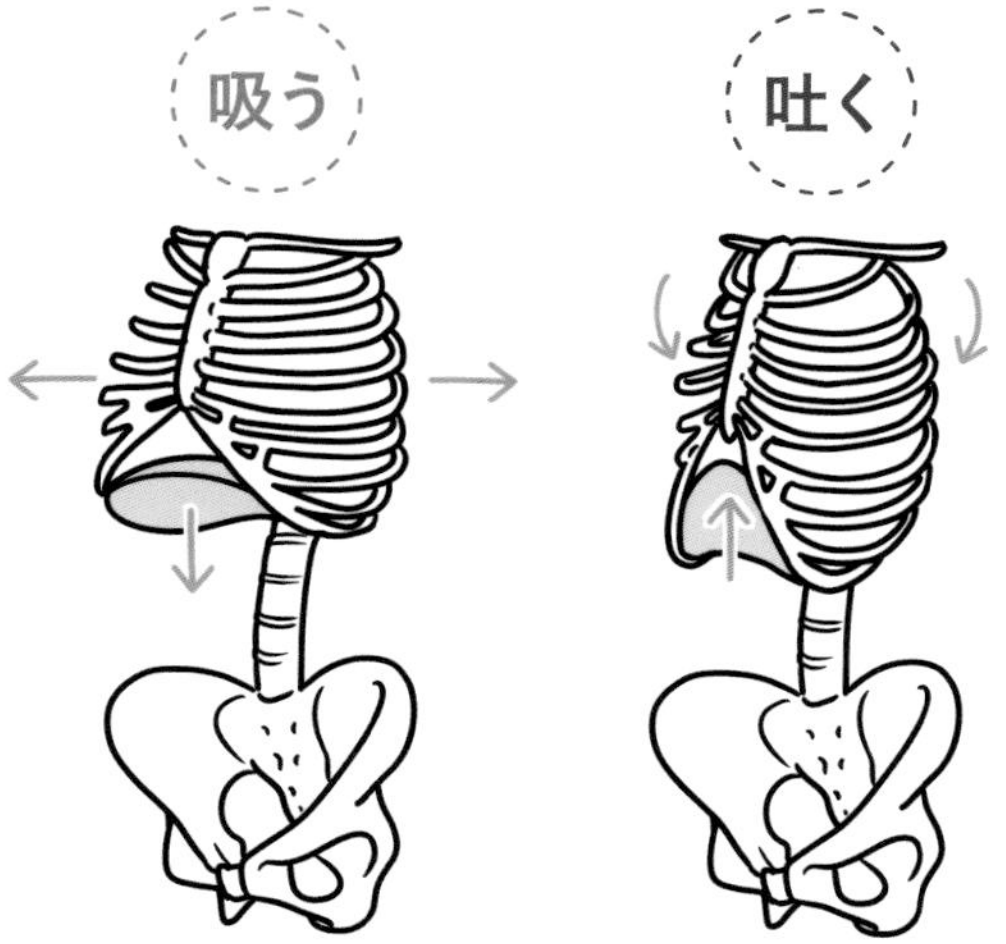

呼吸による横隔膜の動き

息を吸うときは、横隔膜が収縮して下がり、肺を広げて空気を入れることができる。息を吐くときには、横隔膜がゆるんで上に戻り、肋骨の間にある肋間筋が胸腔を狭め、肺が自然に縮んで息が吐き出される。

す。さらに横隔膜の動きに連動して肋間筋、腹筋群などの呼吸筋と、骨盤底筋群が働きます。中でも注目したいのが、お腹を内側からコルセットのように引き締める腹横筋や、ウエストのくびれを作る腹斜筋など、お腹のインナーマッスルが刺激されること。**息を吐いて横隔膜が上がると同時にこれらの腹筋群にギュッと力が入るので、呼吸をするだけで腹筋運動のような効果が期待できる**のです。さらに、横隔膜を動かしながら呼吸をすることで副交感神経のスイッチが入り、ストレスを軽くする効果もあります。

横隔膜呼吸は体にも心にもいい作用ばかり。普段から横隔膜を使った呼吸が身につけば、**1日2万回以上する呼吸がやせる呼吸になる**のですから、誰でもお腹がへこんでくるはずです。

「やせ呼吸」STEP 2

お腹をへこませる力をつける

横隔膜呼吸

呼吸に合わせてお腹を大きく動かして横隔膜を刺激。特に息を吐くときはお腹を全力でへこませて。立ってでも座ってでもいいので、何回でも行いましょう。

5〜10秒

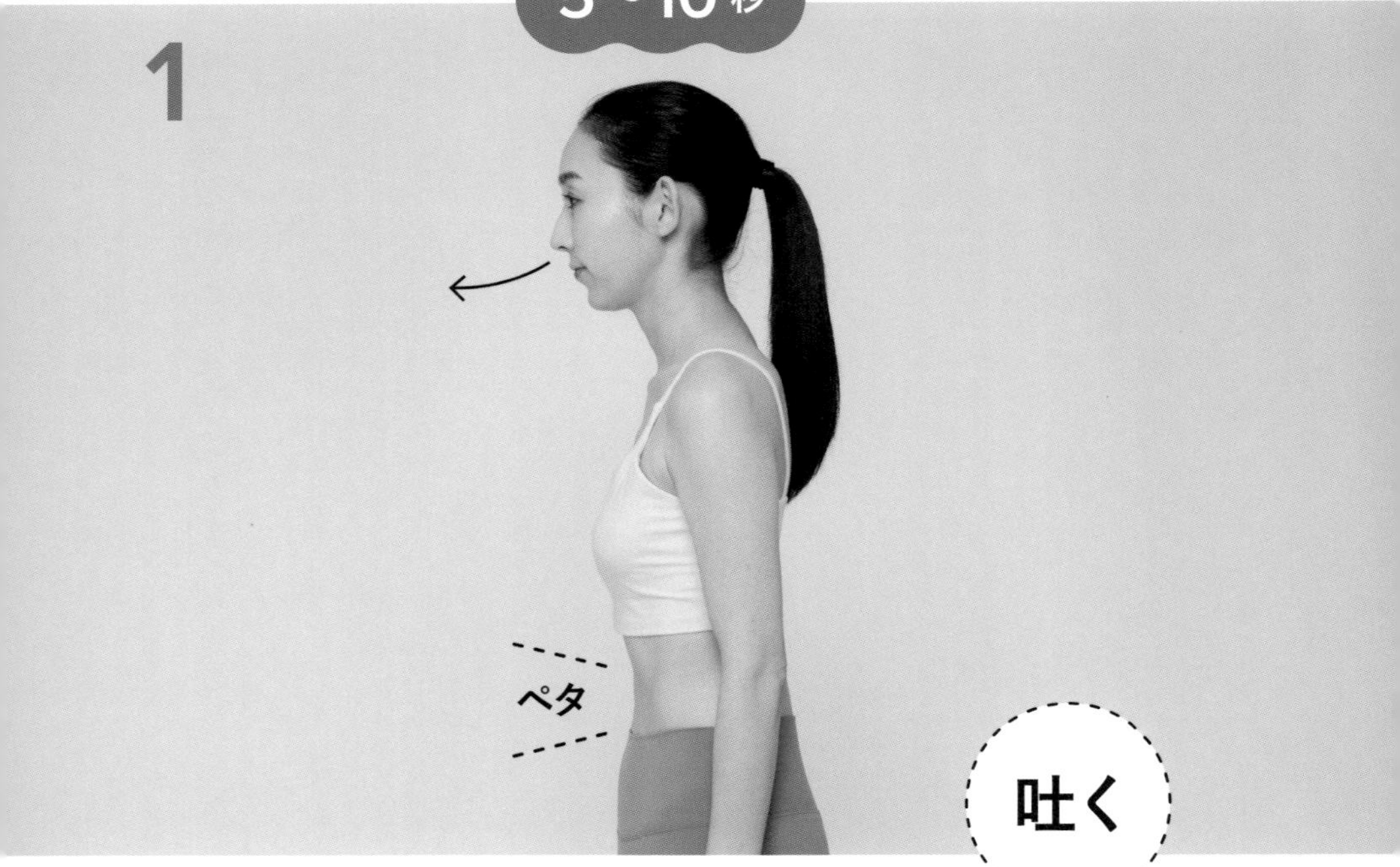

お腹をへこませながら 5〜10秒かけて鼻から息を吐く

正しい姿勢で立ち、スッと1秒で息を吸ったら、お腹をへこませながら鼻からゆっくりと5〜10秒かけて息を吐く。

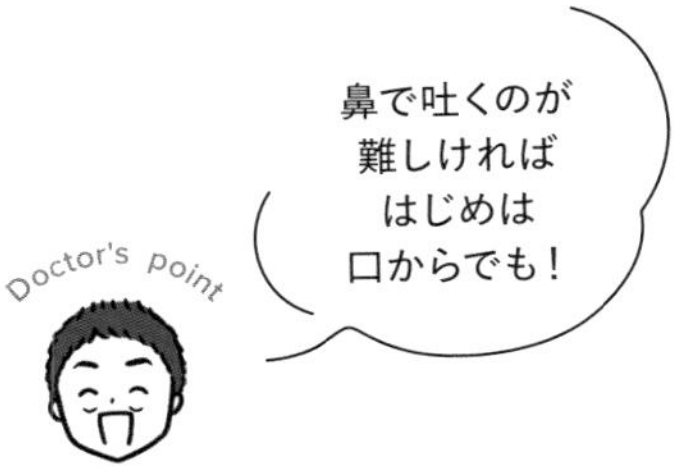
Doctor's point
鼻で吐くのが
難しければ
はじめは
口からでも！

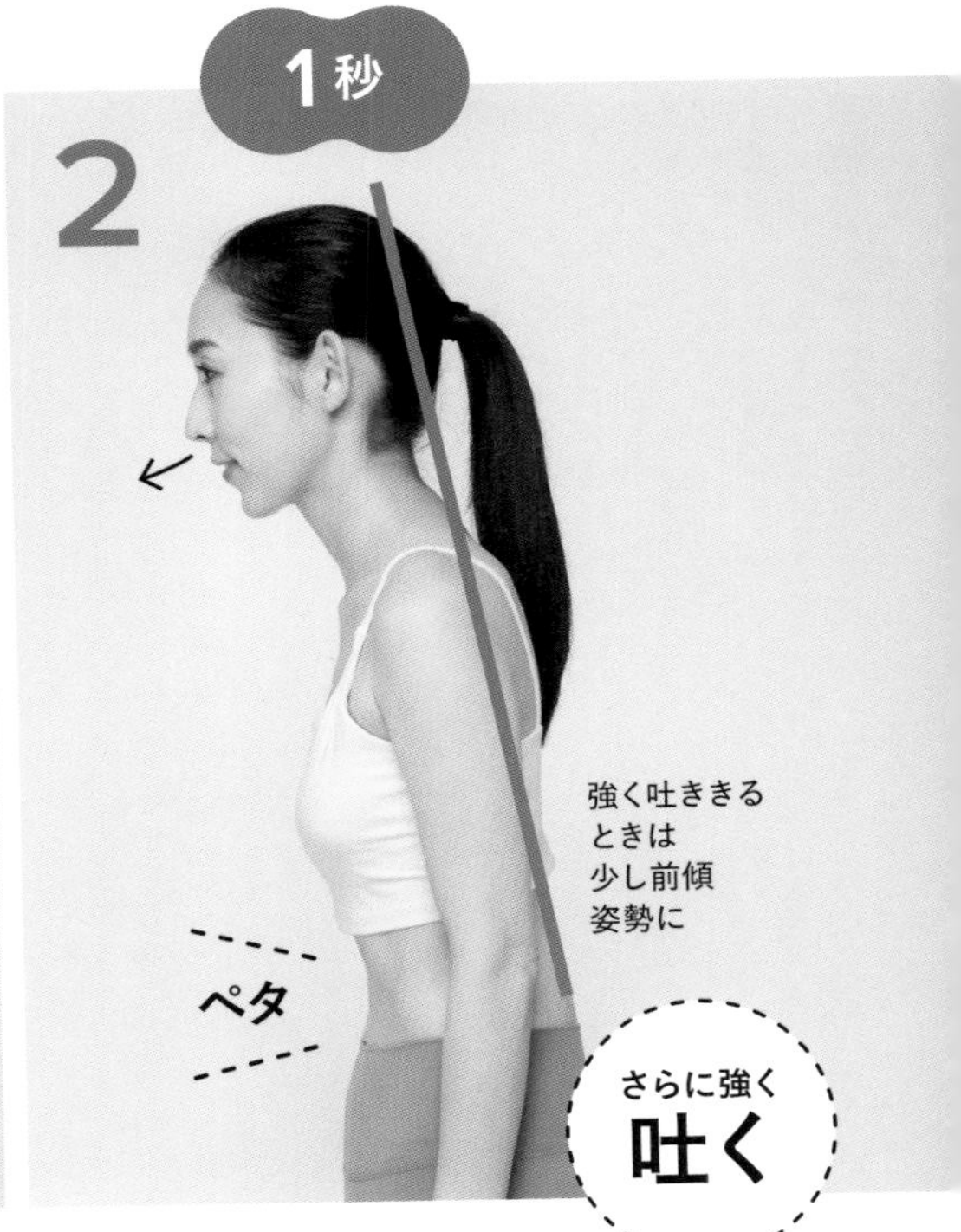
1秒
2
ペタ
強く吐ききる
ときは
少し前傾
姿勢に
さらに強く
吐く

お腹に力を入れて さらに強く吐く

吐いたところで、お腹にさらにギュッと力を入れて1秒で息を吐ききる。

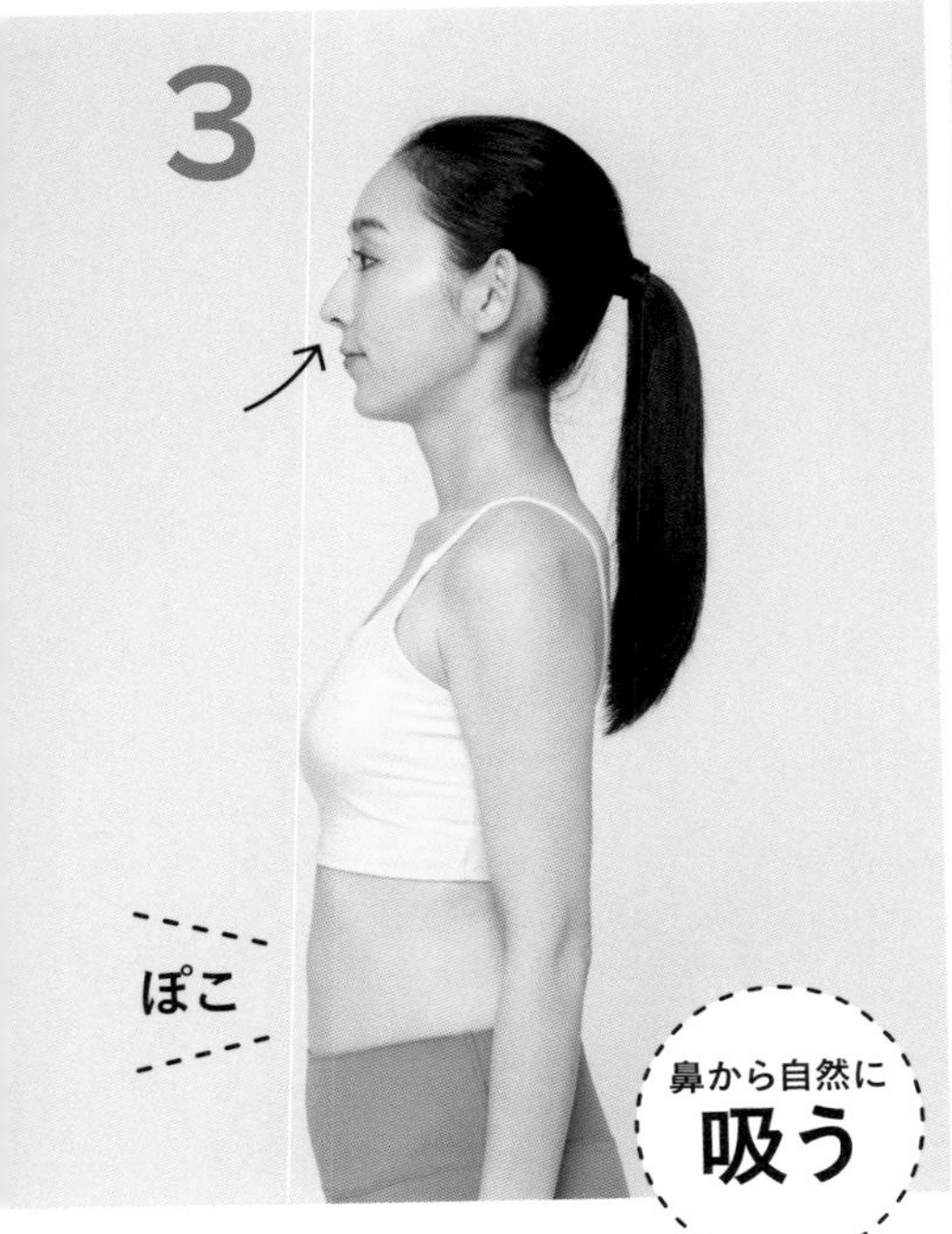
3
ぽこ
鼻から自然に
吸う

自然に鼻から 空気が入ってくる

意識して吸わずに、鼻から自然に空気が入ってくるのにまかせる。1に戻り4〜5セット。

＼ 横隔膜の動きがよくわからない人は ／

寝転んで呼吸を練習しよう

横隔膜呼吸で呼吸をしてもお腹を上手く動かせない人は、寝転んで練習をしてみましょう。お腹の動かし方がわかるとより深い呼吸になり、筋肉が目覚めてお腹がへこんできます。

ペットボトルをのせて確認

あお向けになり両ひざを立てる。おへそのあたりに500mℓのペットボトル飲料をのせる。

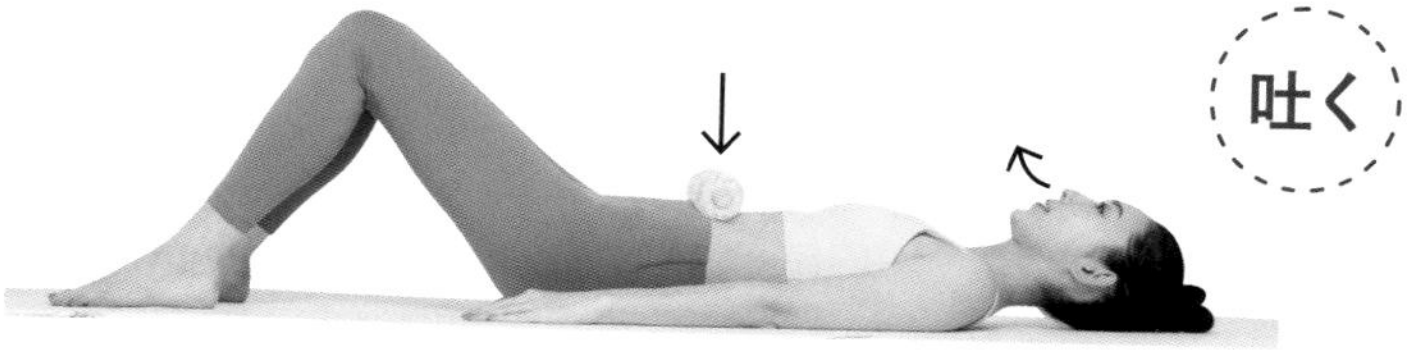

息を吐くとお腹ペタンコ

ペットボトルの重みを感じながらお腹をへこませて、鼻（難しければ口）からゆっくり長く息を吐く。

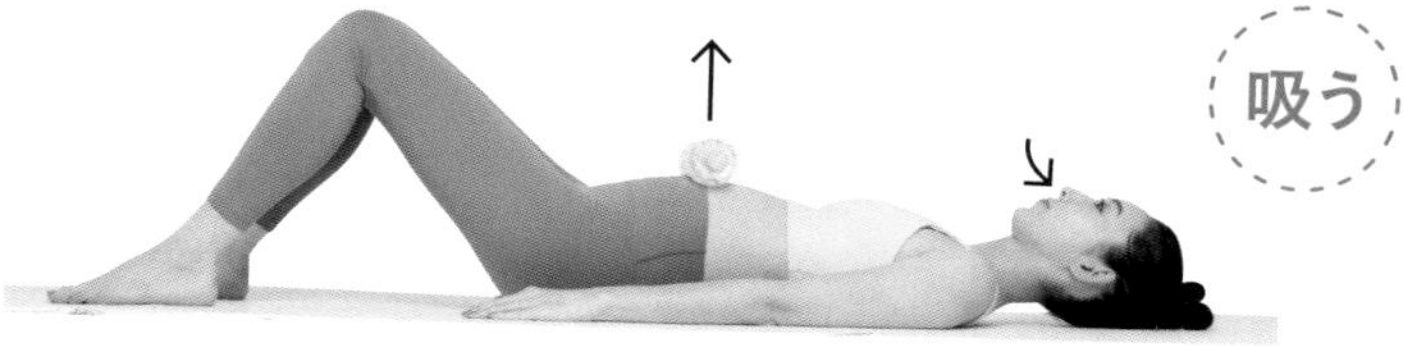

息を吸うとお腹はぽっこり

お腹をふくらませながら息を吸う。ペットボトルの重みに意識を集中しながら呼吸をするのがコツ。

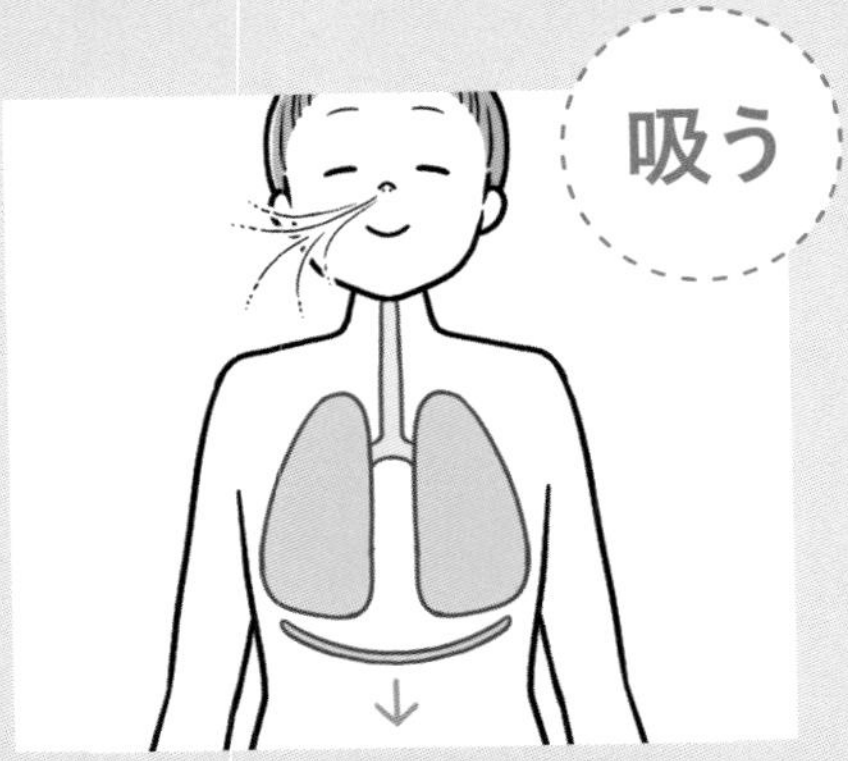

／ 横隔膜は下へ ＼

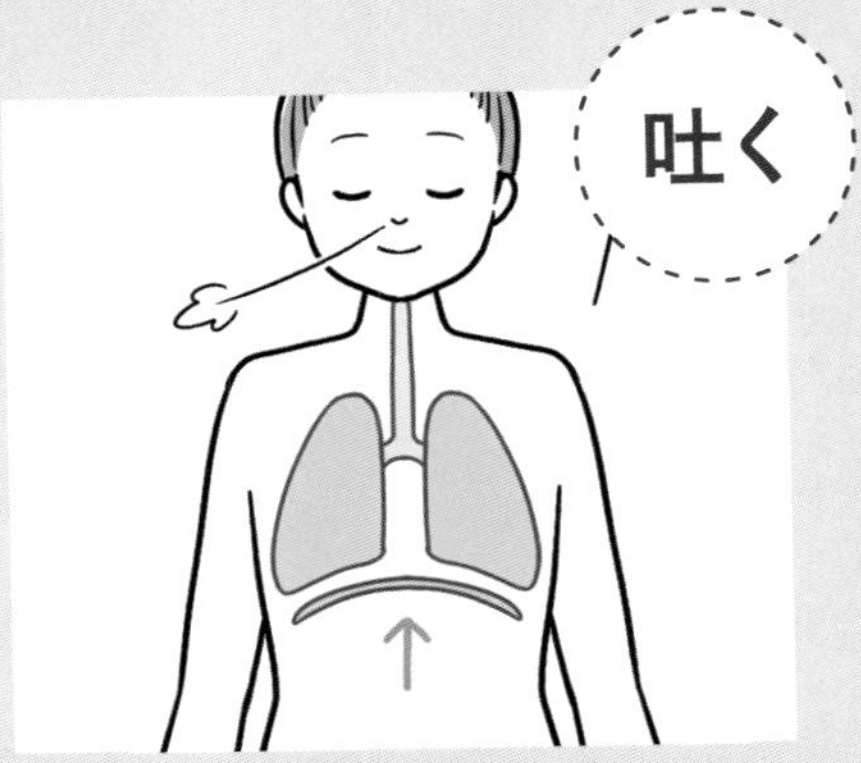

／ 横隔膜は上へ ＼

手で触って確認

あお向けになり両ひざを立てる。片手を鎖骨の下、反対の手をへその下にあてる。

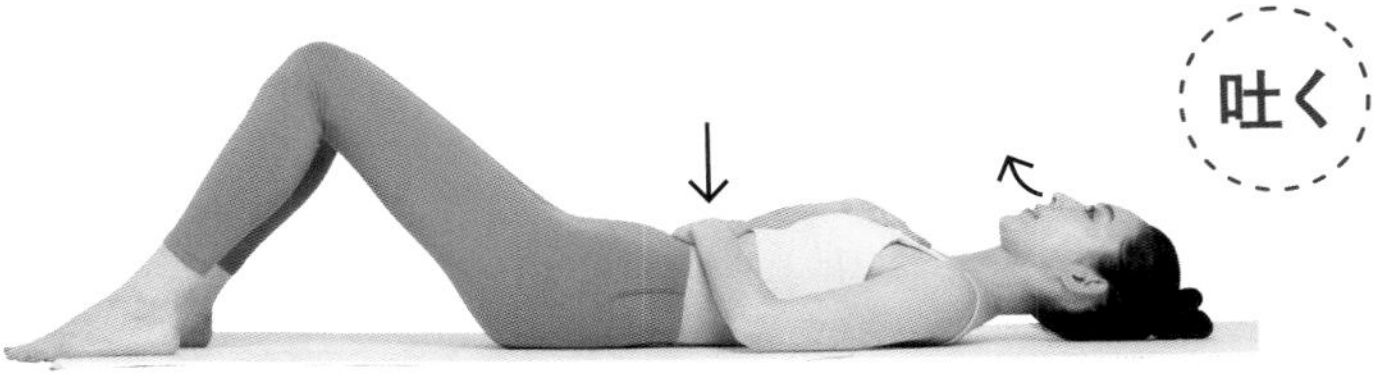

息を吐くと胸が下がりお腹がへこむ

鼻または口から息を吐くと胸が下がりお腹がへこむ。
胸とお腹が同時に動くようにゆっくり息を吐いて。

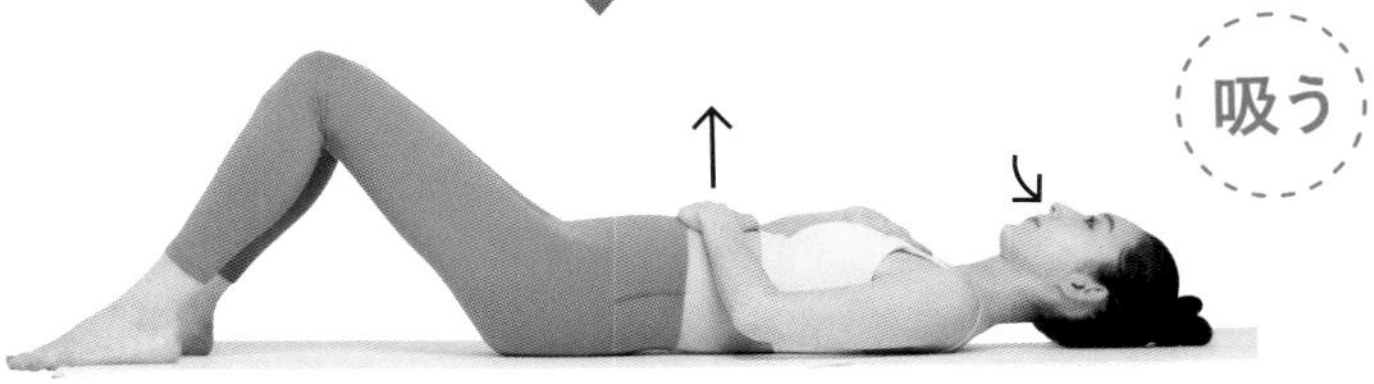

息を吸うと胸とお腹が同時にふくらむ

息を吸うと胸とお腹が同時にふくらむ。これが難しい
人はペットボトルでお腹の動かし方を練習しよう。

「息止め」で吸いすぎを防いで、代謝アップ！

口呼吸では酸素を吸いすぎ、逆に二酸化炭素は吐きすぎてしまい、取り入れた酸素を臓器まで届けられません。**酸素の吸いすぎを防ぎ、体にとって必要不可欠な二酸化炭素を効率よく体に保つのに役立つのが「息止め」**です。

本書で紹介する「息止め」は、吸った息をためたまま10秒程度止めておく方法。息を止めることで、体内の二酸化炭素を逃さずにためておくことができるようになり、スムーズに細胞へ酸素を届けられるようになります。その結果、**体内の二酸化炭素と酸素のバランスがとれ、内臓の働きが活性化して代謝がアップ**します。

「息止め」はただ息を止めるだけですから、とても簡単に始められます。スッと1秒で鼻から息を吸って、息を止めるだけ。でも無理して苦

代謝アップの仕組み

息止めで二酸化炭素量を保つ

↓

体内の酸素量が減る

↓

二酸化炭素と酸素のバランスが整う

↓

細胞に効率よく酸素が届いて内臓の働きが活性化

↓

代謝がアップ

代謝を高めるためには、体内の酸素量と二酸化炭素量のバランスをとることが不可欠。
吸いすぎていた酸素と吐きすぎていた二酸化炭素のバランスを息止めで整えると代謝がアップ。

しくなるまで息を止めないでください。少し息苦しいと思うところで息を吐いて、呼吸が落ち着くまで1分ほどゆっくりと鼻呼吸を続けます。

座ったままで息止めをしてもいいのですが、生活の中に取り入れやすい、歩きながら10歩分だけ息を止める「息止めウォーキング」がおすすめです。最初は息を止めたまま10歩も歩けないかもしれません。息が苦しいと思ったら、たとえ5歩でもすぐに息を吐いてください。はじめはきついかもしれませんが、体が酸素の少ない状態に慣れてくると、少しずつ息を長く止めることができるようになります。**少ない酸素で体を動かすことができるようになるので、高地トレーニングと同じような効果が期待できる**とも言われています。

「やせ呼吸」STEP 3

二酸化炭素を体にためてやせ体質に

息止めウォーキング

鼻で息を吸ったあと、数秒息を止めた状態でウォーキング。息を止めることで血液中の酸素を細胞に送る二酸化炭素を体にため、内臓の働きを活性化します。

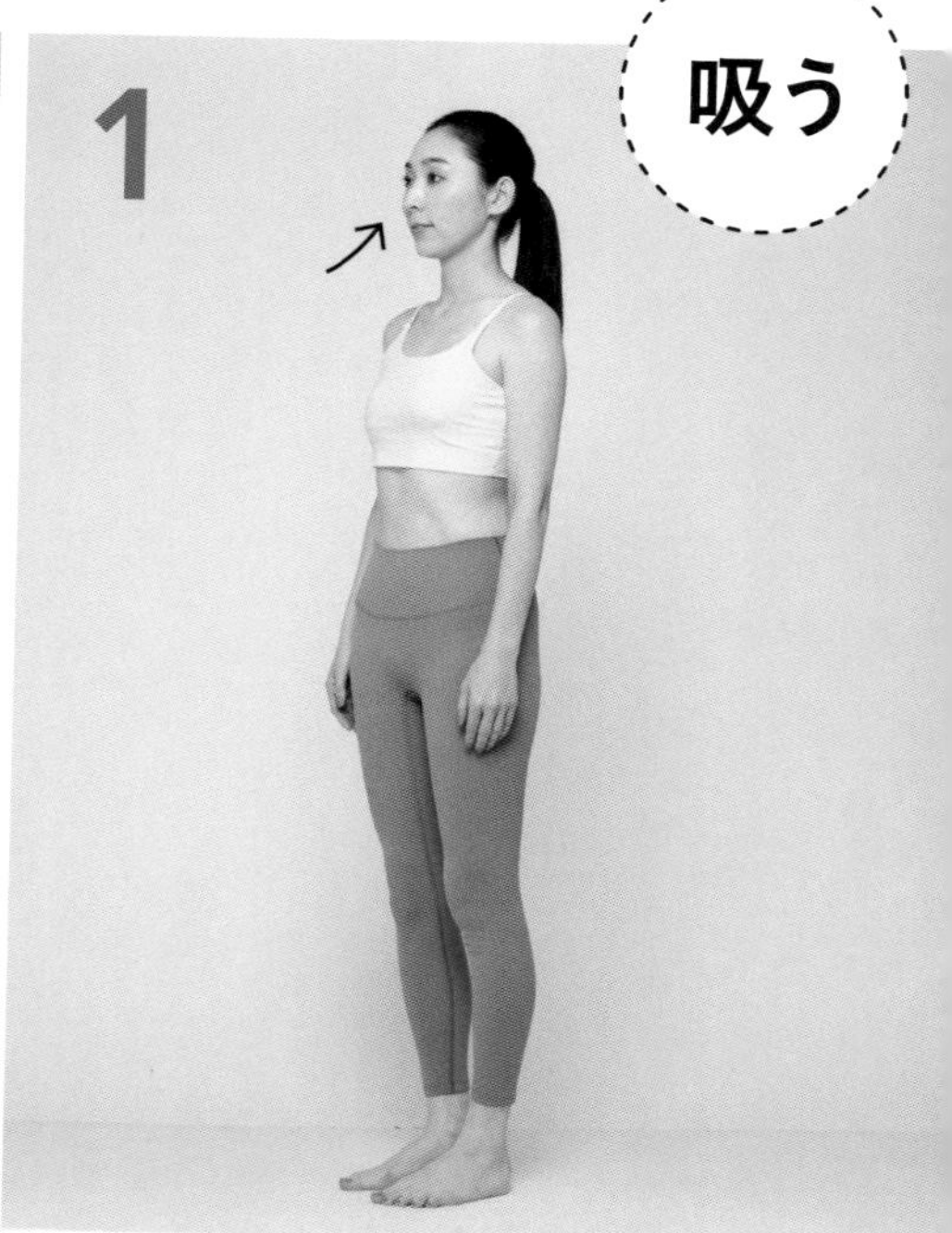

スッと1秒で鼻から息を吸う

肩の力を抜いてリラックスして立ったらスッと1秒で鼻から軽く息を吸う。

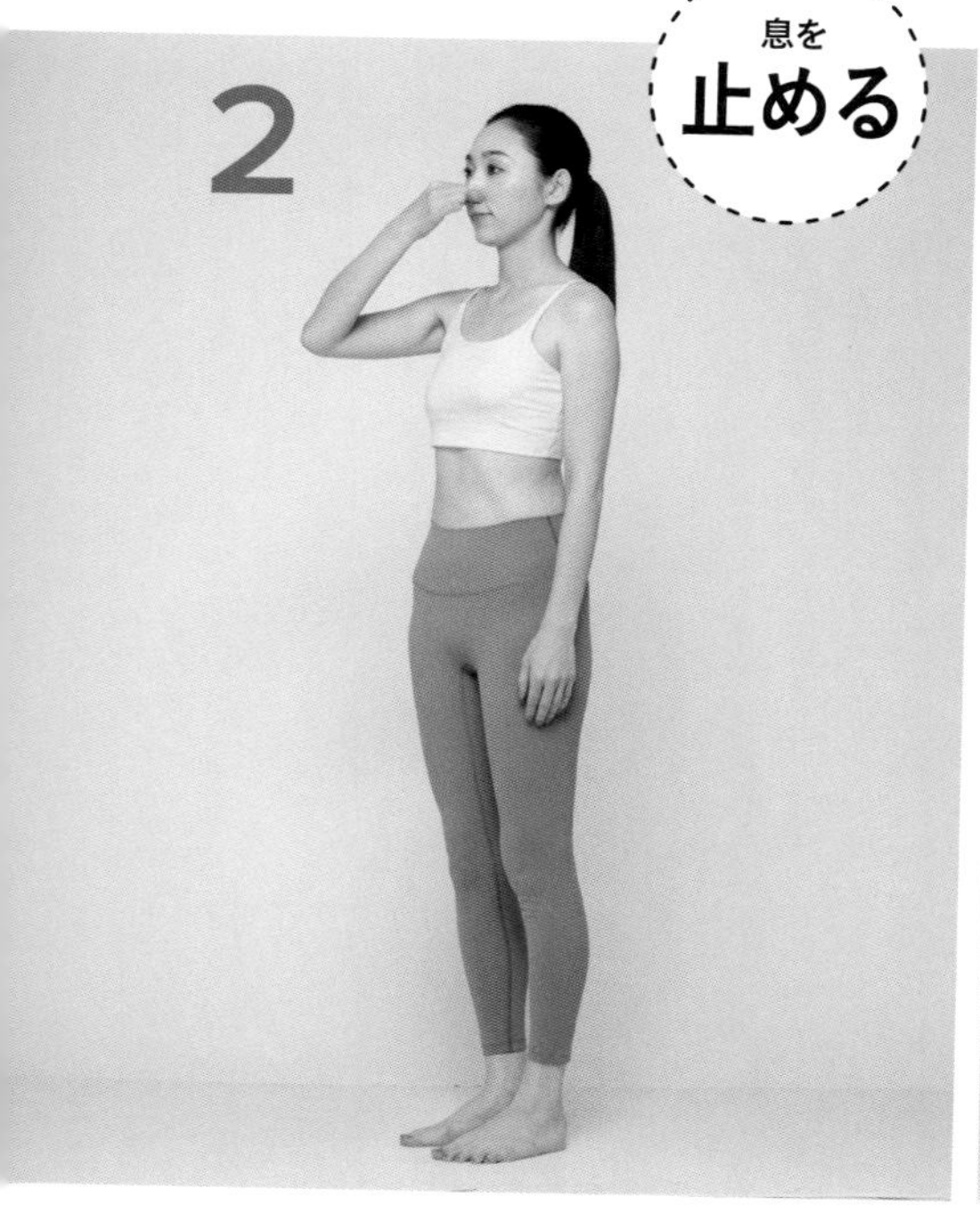

鼻をつまんで息を止める

片手の親指と人さし指で鼻をつまみ、息を止める。

慣れてきたら
手をはずして
やってみましょう

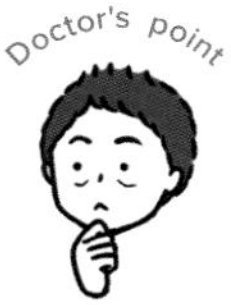

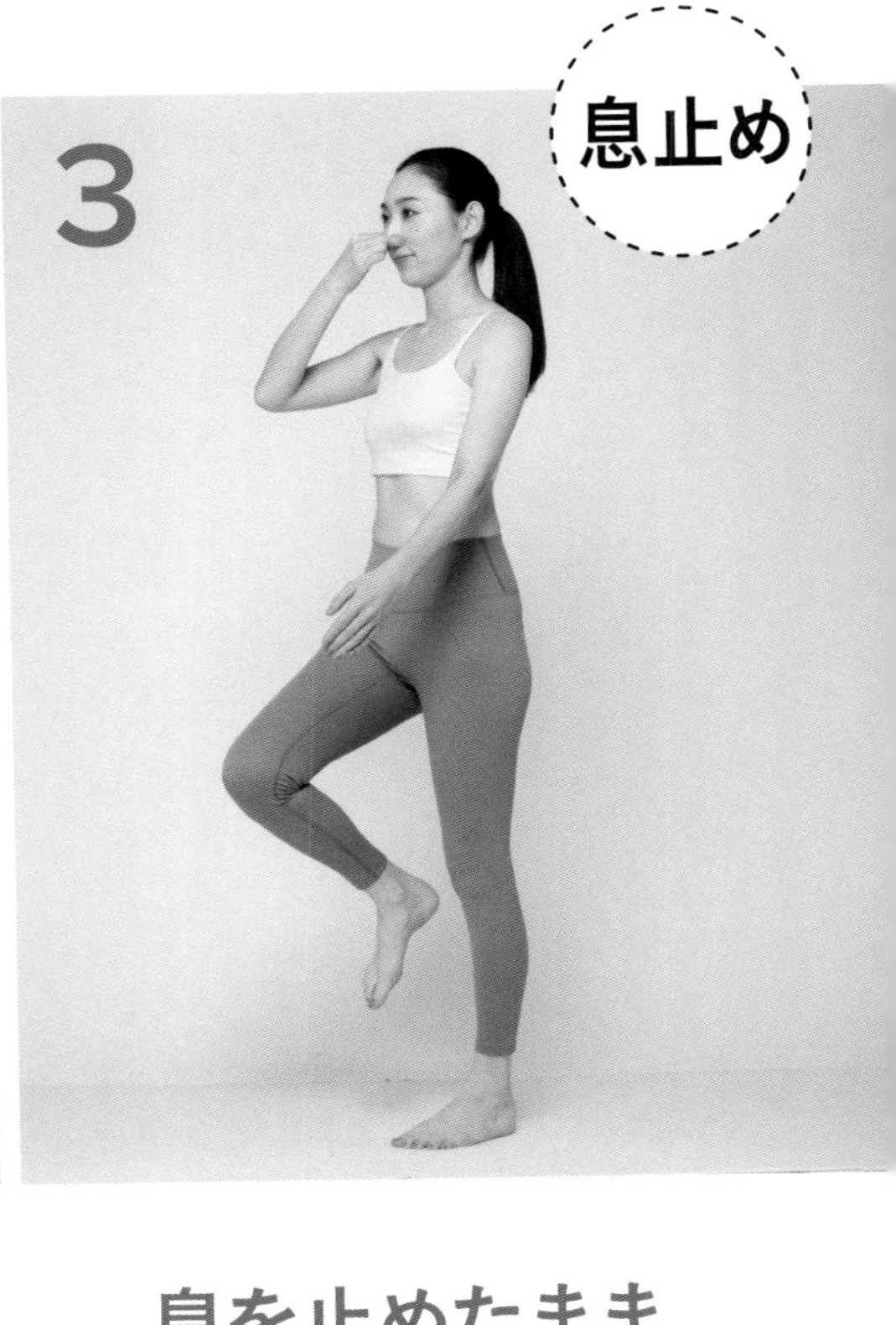

息を止めたまま 10歩ほど歩く

鼻をつまんで息を止めたまま、10歩ほど歩く。途中でつらくなったら手をはずして。

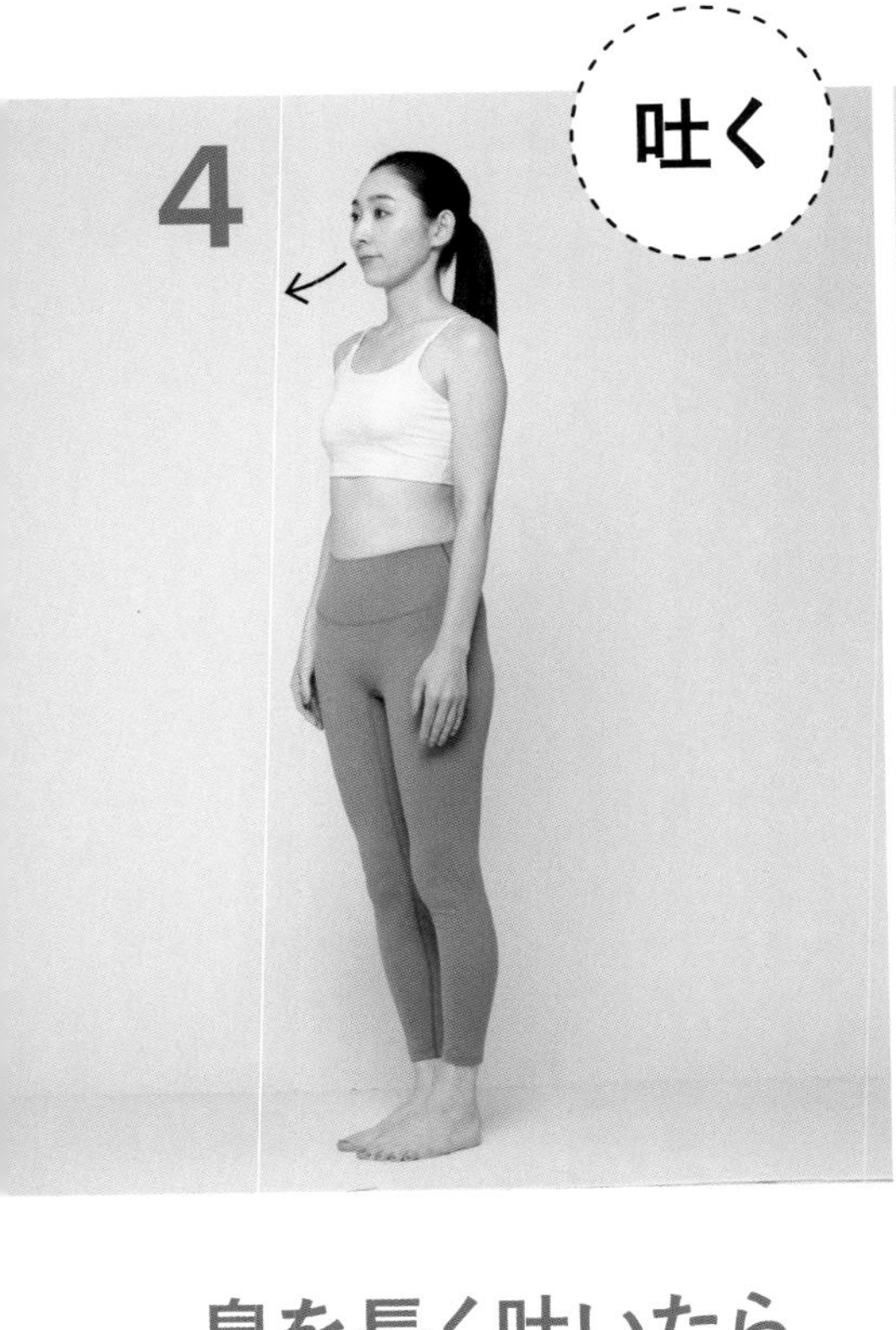

息を長く吐いたら １分鼻呼吸

手をはずして息を鼻から５〜６秒かけて長く吐いたら、１分鼻呼吸に。立ち止まっても、歩いていてもOK。

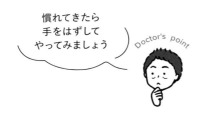

「やせ呼吸」＋α

鼻呼吸が上手にできない人はコレで練習

鼻ハミング

鼻呼吸が難しい人は、口呼吸を使わずに鼻だけで呼吸しながら歌う鼻ハミングを練習しましょう。短めで簡単な曲からチャレンジ！

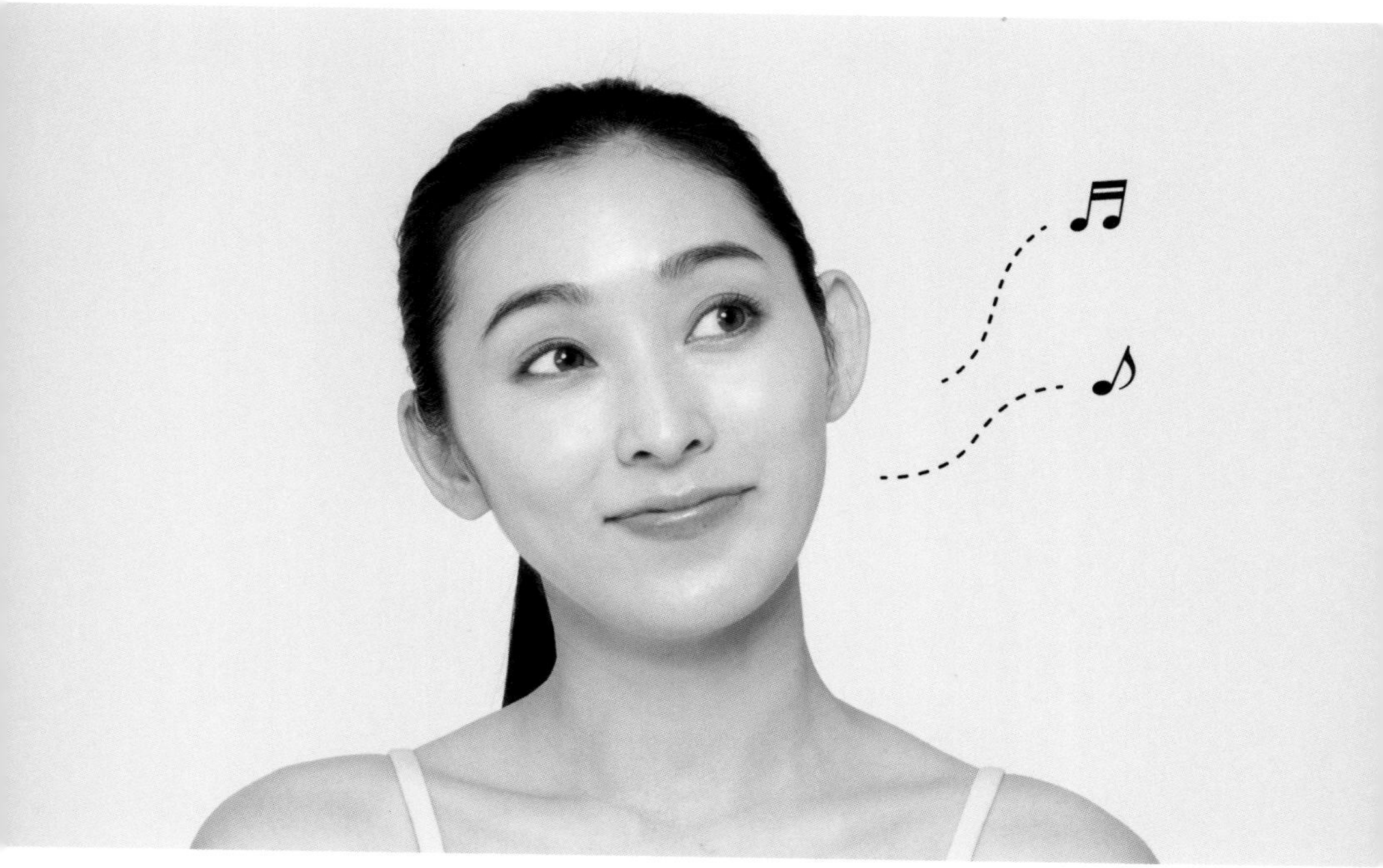

お気に入りの曲を1曲ハミングしてみる

お腹をへこませながら、口を閉じてハミング。童謡など短くて簡単な曲から始めてみましょう。慣れたら好きな曲に挑戦を！

COLUMN

口呼吸が鼻呼吸に変わるだけで
二重あごがとれて小顔にもなる!?

　マスクをはずしてよい状況になっても、顔のたるみが気になってマスクをはずせないという声を耳にします。そんな方は、マスク下の口呼吸が原因で、舌の筋力が落ちているかもしれません。

　さて、今あなたの舌はどこにありますか？　舌が上あごについていなければ、舌が落ちて口呼吸になっている可能性が。舌は首からあご、舌へと続く舌骨筋群《ぜっこつきんぐん》に支えられています。舌が落ちるとあごの筋肉も使われなくなり、フェイスラインがたるんだ二重あごに！　でも舌自体も筋肉ですから鍛えることができます。それをサポートするのが鼻呼吸。鼻呼吸をすれば舌を上あごにつける筋力がつき、舌を支えるあごの筋力も自然に鍛えられ、フェイスラインがすっきりした小顔になるでしょう。

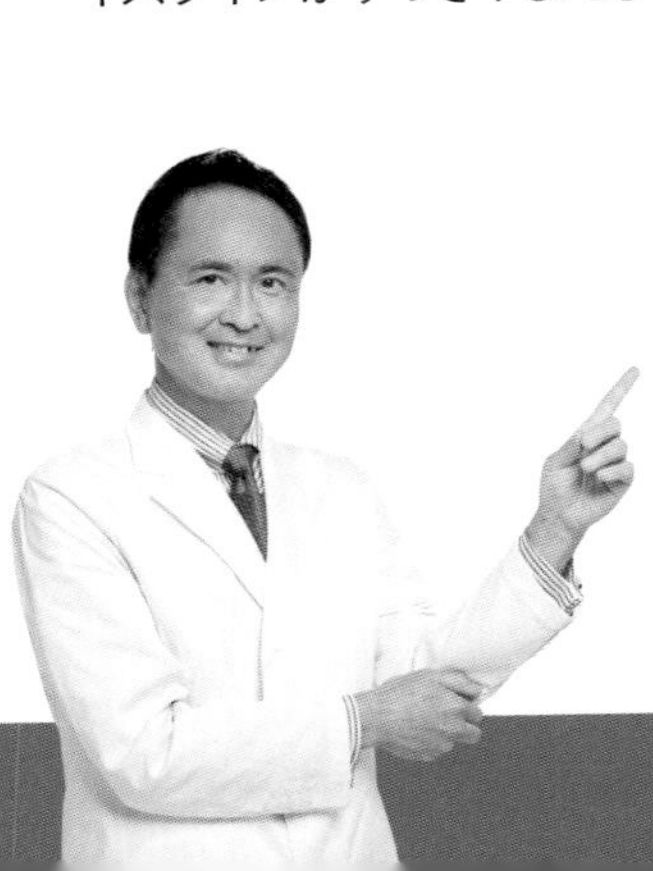

鼻呼吸をすれば舌の位置も輪郭も変わります

まだ上手に「やせ呼吸」が
できない人は、ストレッチで
呼吸筋をほぐしましょう

奥仲

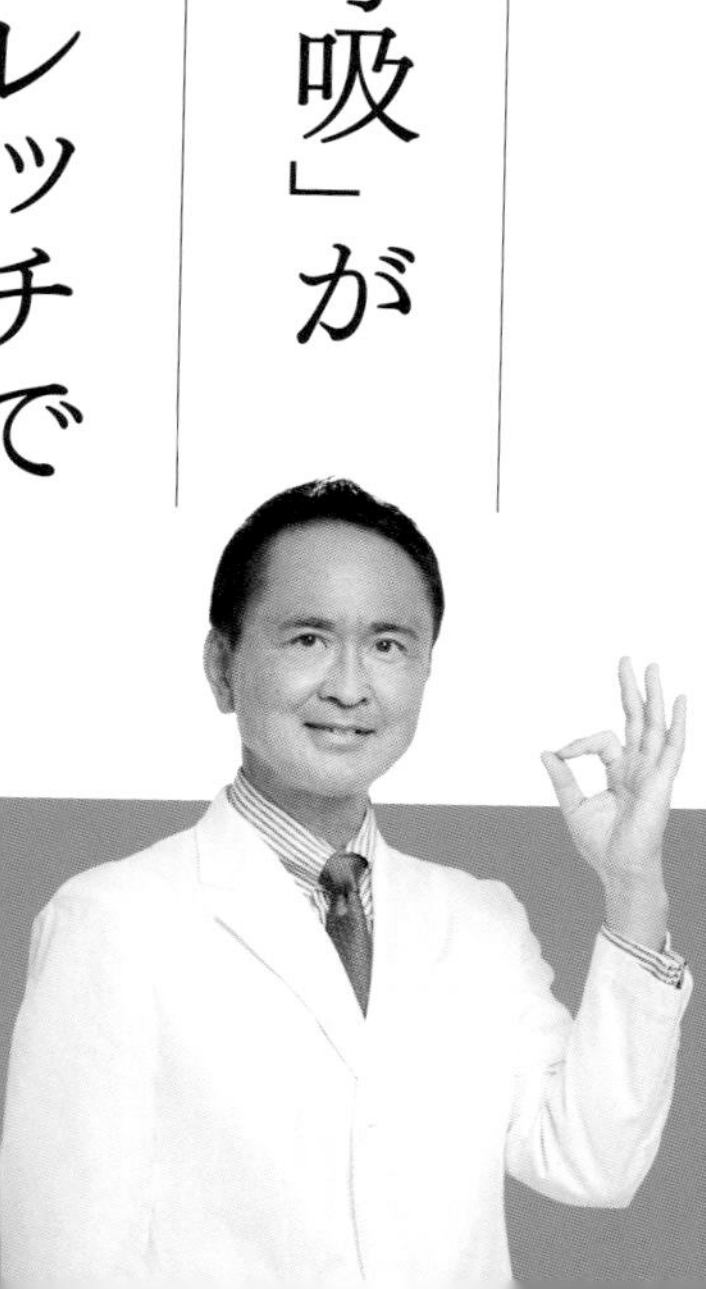

第4章

「やせ呼吸」がラクになる \もっと/ お腹がへこむストレッチ

＼カチカチの／

呼吸筋をほぐすと「やせ呼吸」がラクになる

これまでの３つの「やせ呼吸」を行っても、まだ鼻呼吸をするのが難しいと感じるとしたら、呼吸をサポートする呼吸筋がカチカチに硬くなっているのかもしれません。

肺は自力で呼吸運動ができないので、横隔膜をはじめ20種類以上の呼吸筋が連動して呼吸をしています。息を吐くときは腹直筋《ふくちょくきん》、腹横筋《ふくおうきん》、骨盤底筋群《こつばんていきんぐん》などお腹側の呼吸筋が使われ、息を吸うときには、首まわりの筋肉や脊柱起立筋《せきちゅうきりつきん》、僧帽筋《そうぼうきん》、多裂筋《たれつきん》などの背中側の筋肉が使われます。肋骨の間にある肋間筋《ろっかんきん》は吸う、吐く、どちらにも使われます。

呼吸筋は姿勢を保つ筋肉でもあり、ボディラインを引き締める役割もあるのですが、みなさんが気になるお腹を引き締めてくれるのがイン

呼吸にかかわる腹部の筋肉

お腹やせと特に関係の深い腹部の呼吸筋や呼吸補助筋。通常の無意識な呼吸のときよりも、深呼吸など意識した呼吸をするときに使われます。特に一番下部にある骨盤底筋群は横隔膜の動きに合わせて動いて、呼吸を補助しています。筋肉が硬くなり、動きがにぶくなると浅い呼吸になる原因に。

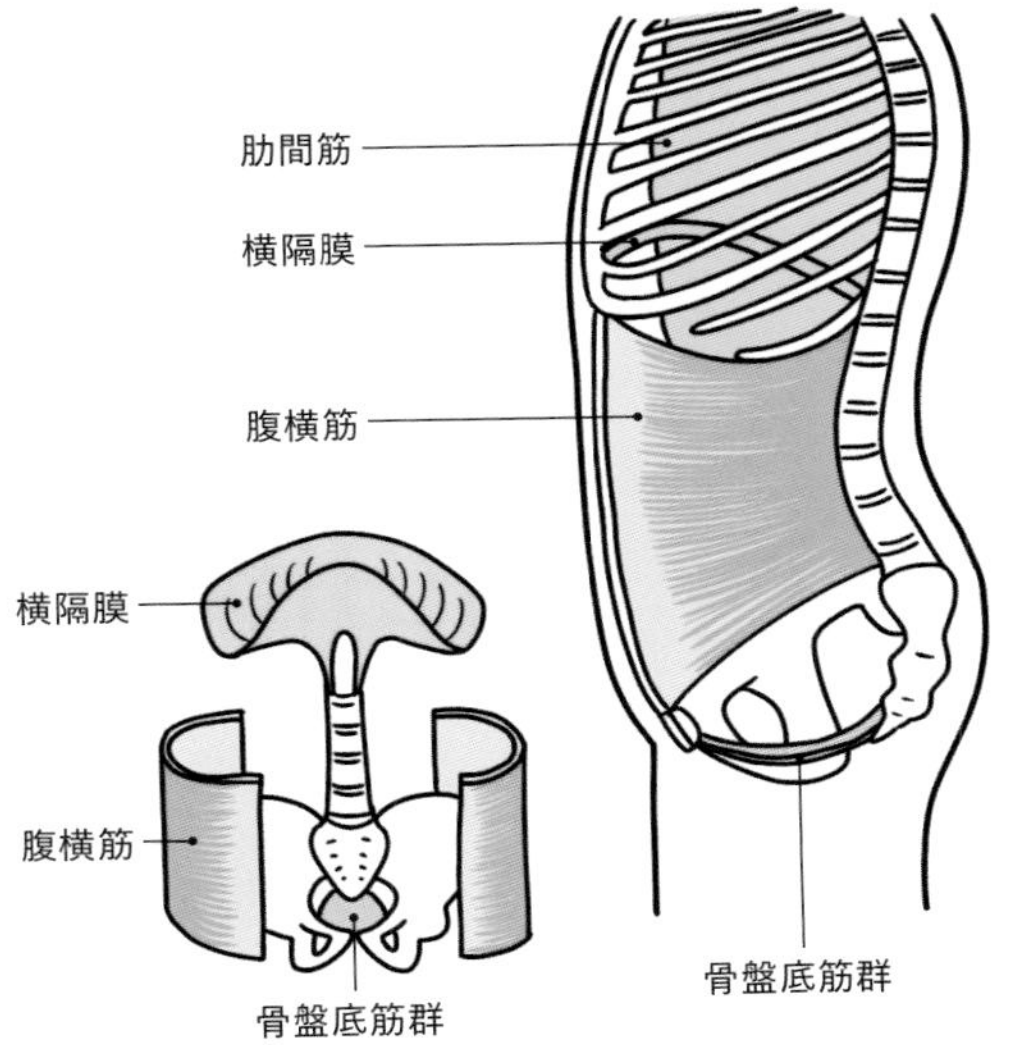

ナーマッスルである横隔膜、腹横筋、骨盤底筋群。**これらの筋肉は体の奥にあるのでキツい筋トレをするよりも横隔膜を動かしながら深い呼吸をするほうが効果的**です。なかでも腹部をコルセットのように引き締める腹横筋は、呼吸で効率よく刺激することができます。

ところが呼吸筋は、普段の悪い姿勢やストレスでカチカチ。それでは深呼吸しても筋肉でお腹を引き締めることができません。そこで呼吸がしづらいと思ったら、呼吸筋ストレッチを行いましょう。どこの筋肉の動きが悪いのかわからないなら、すべてやってみて気持ちいい、呼吸がラクになると感じるものから始めましょう。きっと数週間後には56ページで紹介した横隔膜呼吸がラクに感じられると思います。

呼吸筋ストレッチ 1

横隔膜の働きを促進。背中も柔軟に

ボールを抱くポーズ

長時間イスに座った前かがみ姿勢が続くと、背中がカチコチに。肩甲骨まわりをほぐすことで、横隔膜を動かしやすくします。

10秒

1

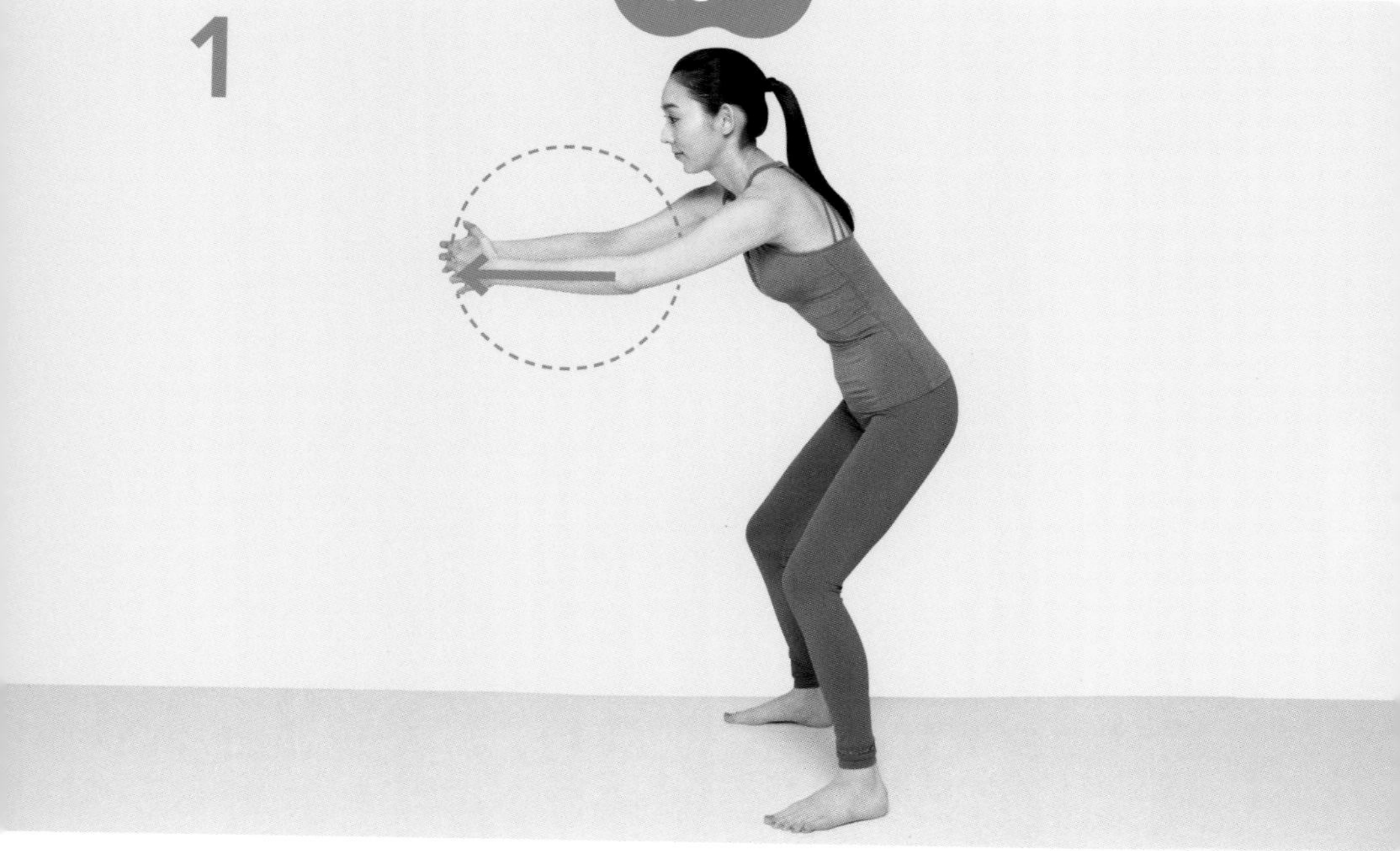

両腕で輪をつくって前に伸ばし、背中をストレッチ

両脚を開いて立ち、両腕でボールを抱えるイメージで両手を胸の前に。ゆっくりと息を吐きながらひざを曲げ腰を落とす。息を吸って、背中をストレッチするように両手を前に伸ばしながら10秒かけて息を吐ききる。

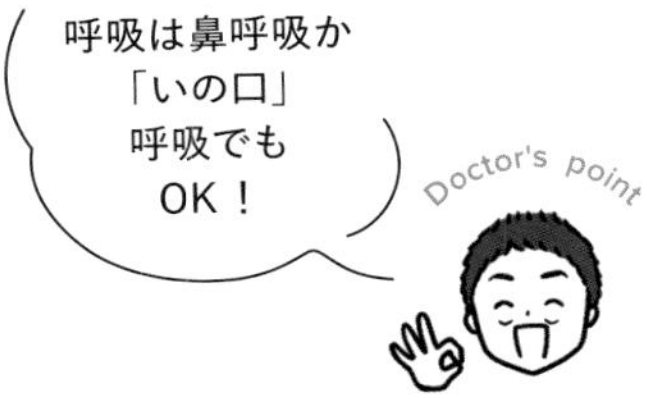
呼吸は鼻呼吸か
「いの口」
呼吸でも
OK！
Doctor's point

ここを意識

背中を丸めながらストレッチすることで、肩甲骨まわりの脊柱起立筋や僧帽筋など背中側の筋肉をほぐして、背中をやわらかくします。長時間座った後や肩こり改善にもおすすめ。

10秒

2

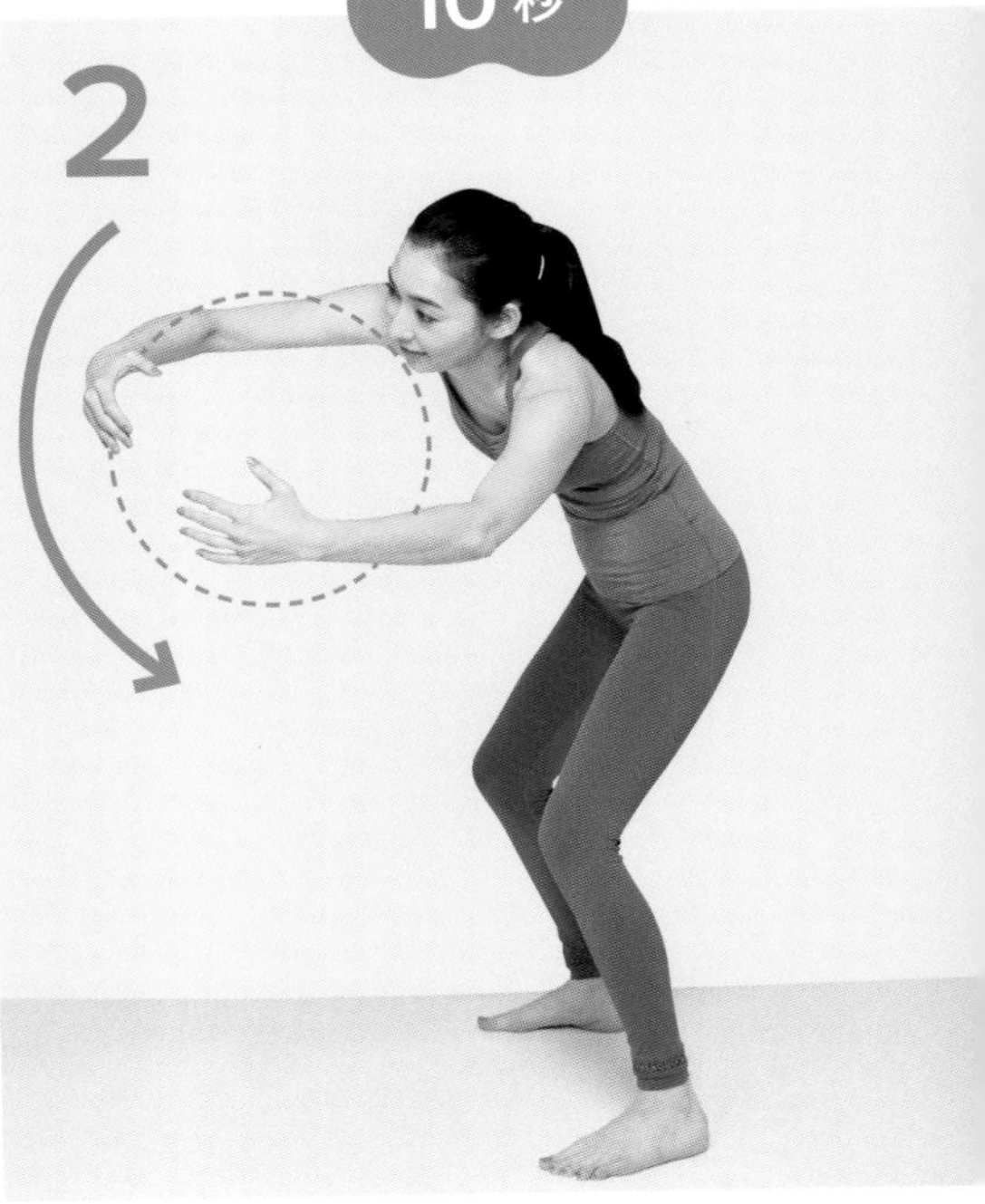

息を吐きながら上半身を左にひねる

一度息を吸い、10秒かけて息を吐きながら、右わき腹を伸ばすように上半身を左方向にひねる。息をゆっくり吸いながら1のポーズに戻る。

10秒

3

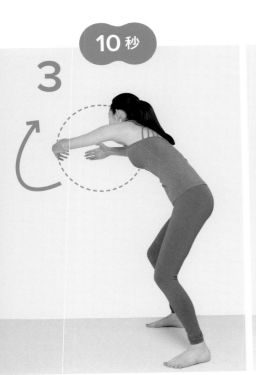

息を吐きながら上半身を右にひねる

一度息を吸い、10秒かけて息を吐きながら、左わき腹を伸ばすように上半身を右方向にひねる。息をゆっくり吸いながら1のポーズに戻る。1～3を3回。

呼吸筋ストレッチ 2

胸郭を左右に広げやすくする

肩甲骨ほぐし

ひじをまわしながら肩甲骨まわりの筋肉をほぐして可動域を広げます。肺のまわりを覆っている胸郭を左右に広げやすくなり、呼吸がラクに！

1

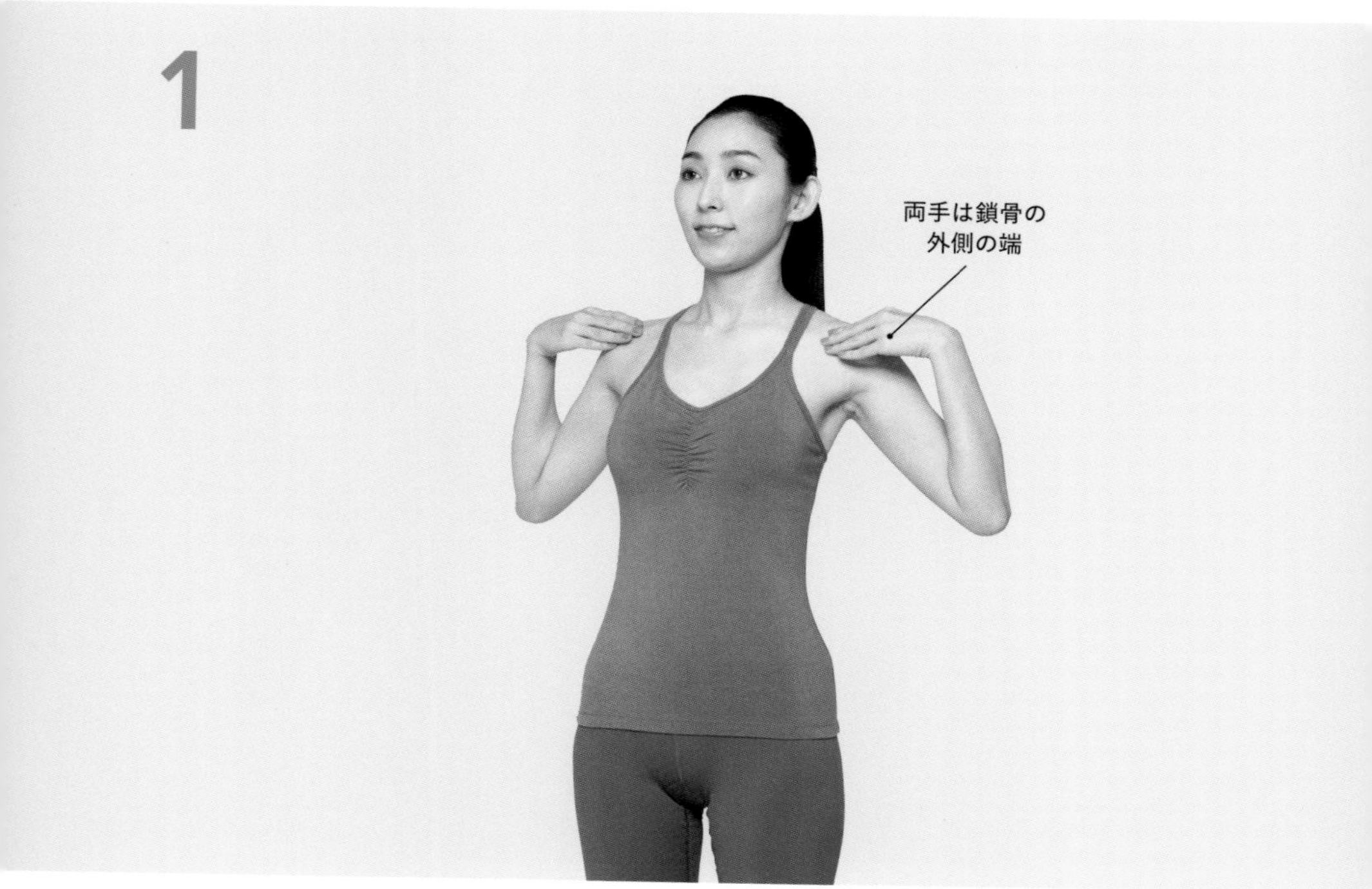

両手を鎖骨の端に置いて
ひじはリラックス

姿勢は立ってでも、座ってでもOK。両手を鎖骨の端に置いて、ひじは余計な力を入れずにリラックス。

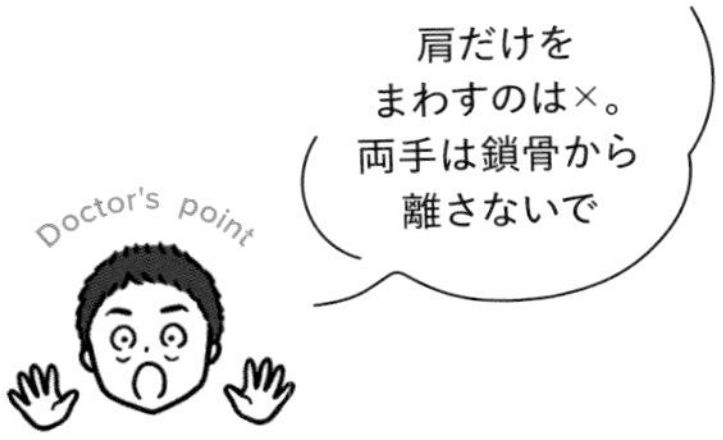
Doctor's point
肩だけを
まわすのは×。
両手は鎖骨から
離さないで

ここを意識

両手を鎖骨に置いてまわすことで、肩甲骨の奥にある筋肉をはじめ、肩甲骨まわりの筋肉をまんべんなくほぐすことができます。肩甲骨の可動域が増し胸郭が広がって呼吸がラクに。

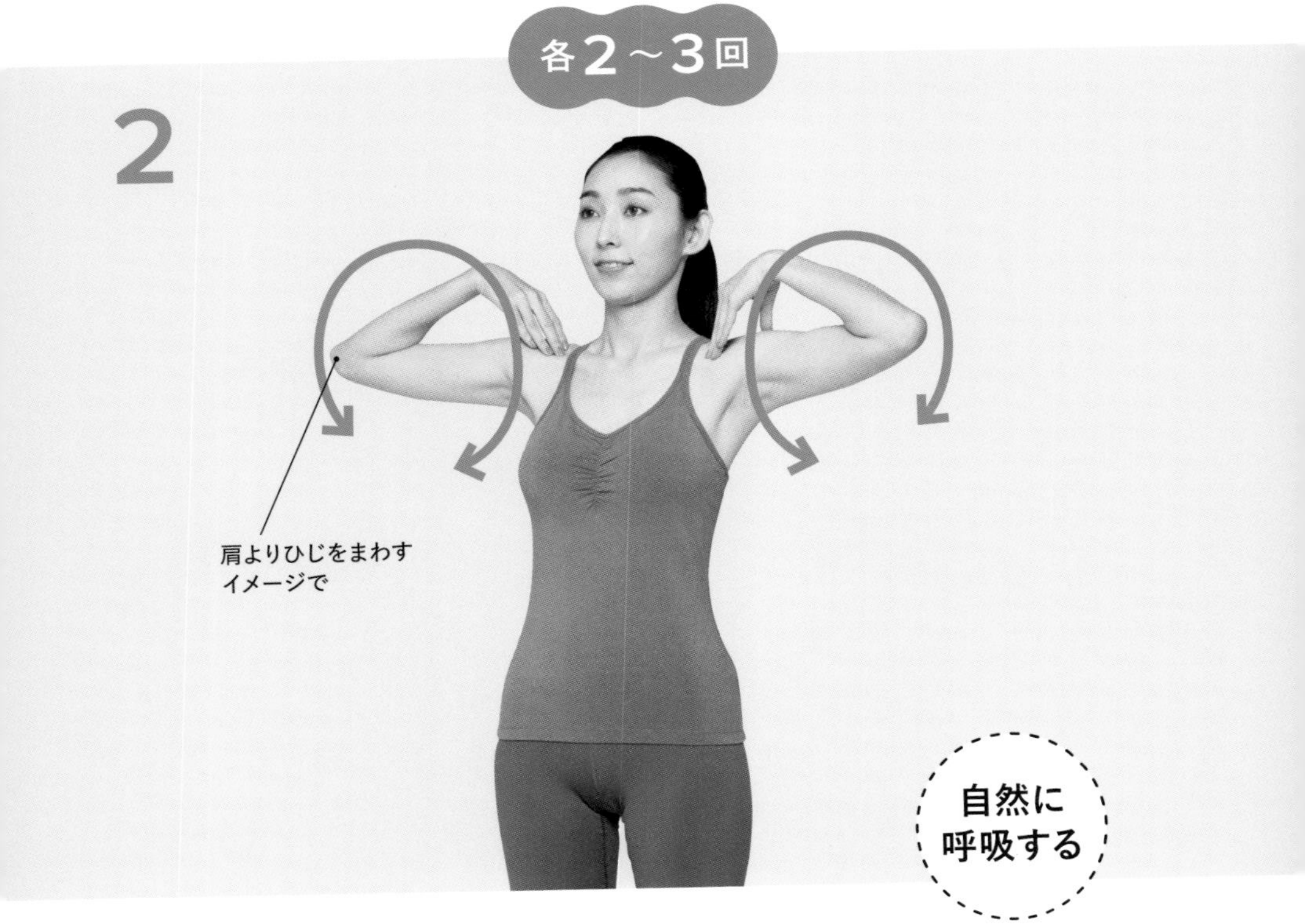
各2〜3回
2
肩よりひじをまわす
イメージで
自然に
呼吸する

鎖骨の端に置いた手を支点にして ひじを外側、内側にまわす

鎖骨の端に置いた手を支点にして、両ひじを横に上げたら、内から外へ、外から内へ各２〜３回まわす。鎖骨から手が離れないように。

呼吸筋ストレッチ 3

寝たまま胸郭を広げて呼吸をラクに

胸郭ストレッチ

**朝行えば、寝ている間に縮こまった胸郭が広がり一日中深い呼吸に！
肩まわりや腰もよく伸びるので、肩こりや腰痛も軽減できます。**

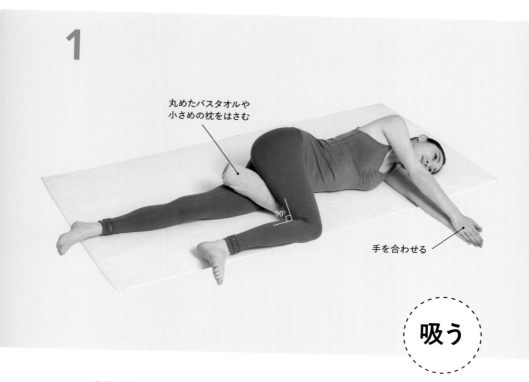

1

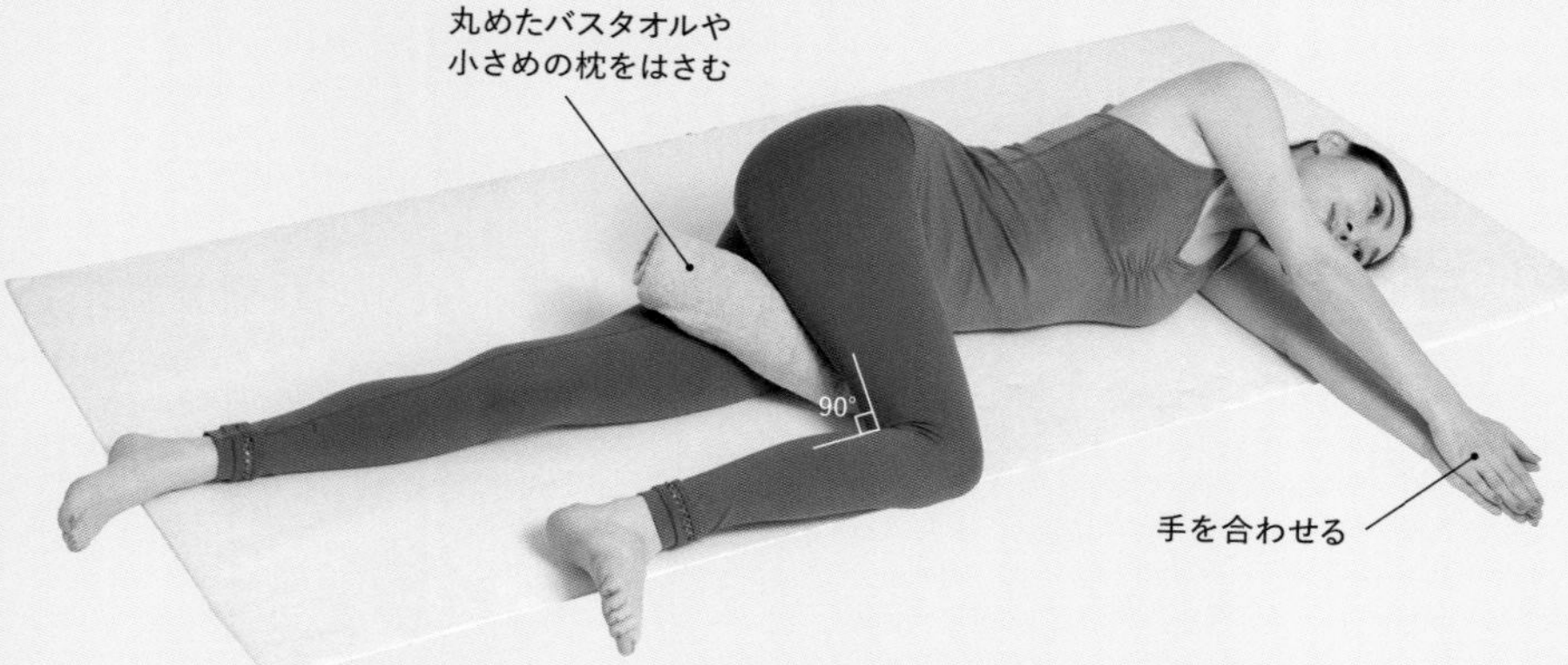

吸う

横向きになり丸めたバスタオルを太ももにはさんで両手を合わせる

横向きに寝て、腰が痛くならないように丸めたバスタオルを太ももの間にはさみ、上の脚のひざを90度に曲げる。両腕を伸ばして手を合わせる。

腰に痛みを
感じたら
無理をしないで
ストップ！

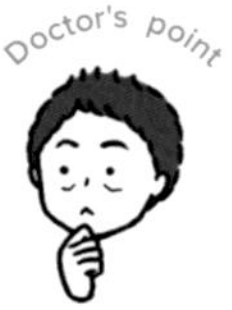

ここを意識

胸郭を広げることで肋間筋や横隔膜、背中側の肩まわりの筋肉もまんべんなくストレッチできるので、肩こりもラクになります。

左右各10回

2

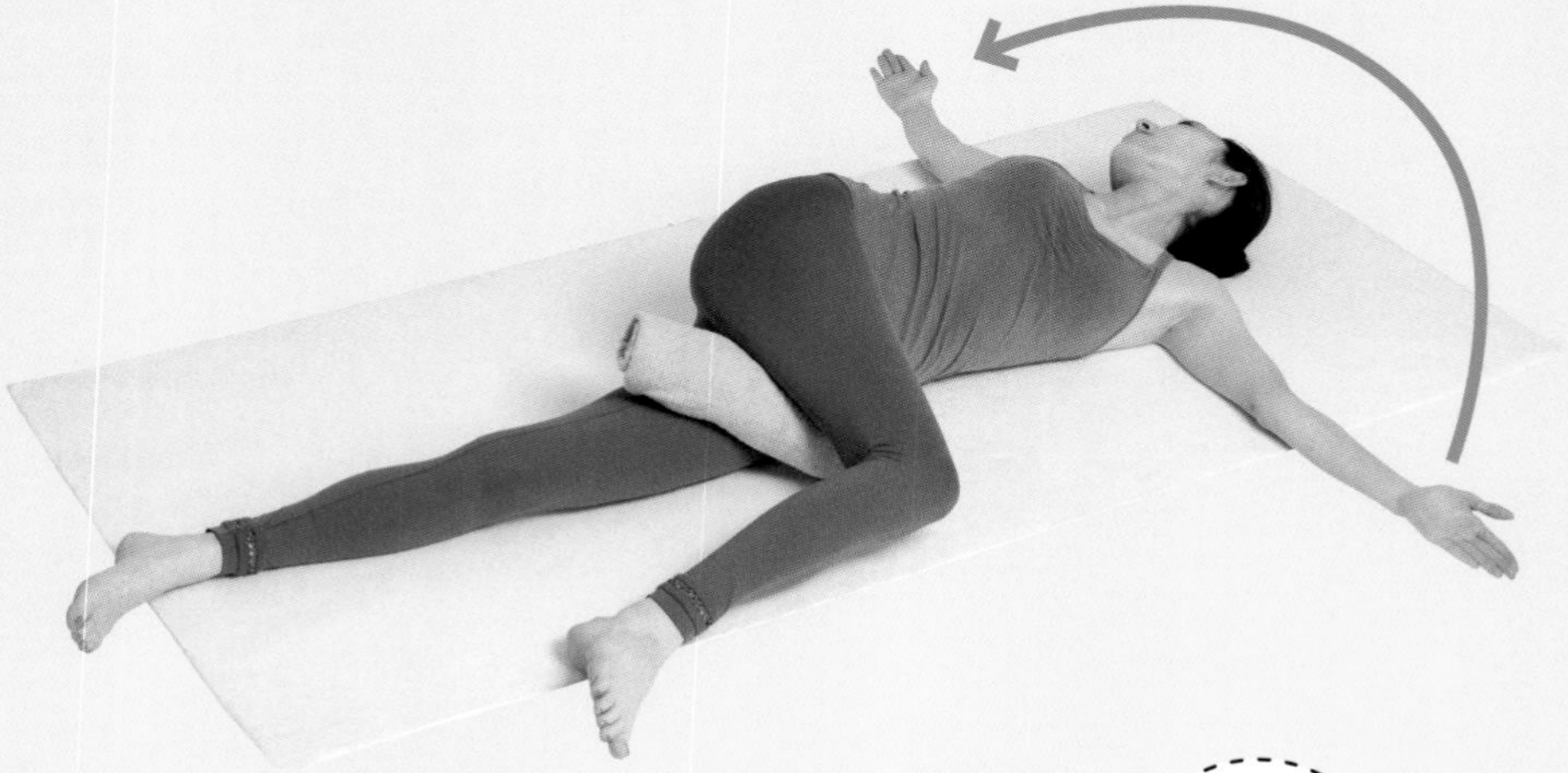

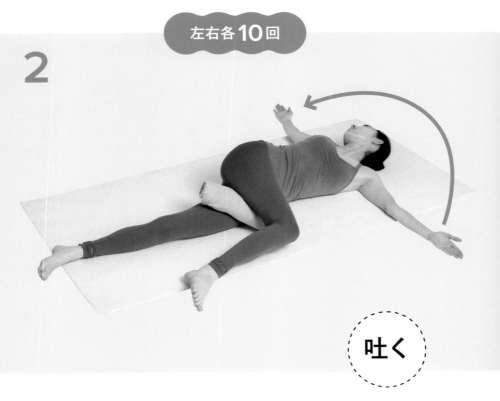

吐く

上の腕を横に開き 開いた腕のほうへ顔を向ける

息を吐きながら、上の腕を180度横に開き、同時に顔も反対へ。胸が開いているのを感じて。息をゆっくり吸いながら１に戻る。10回行ったら反対側も同様に。

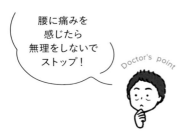

呼吸筋ストレッチ 4

骨盤底筋をゆるめて呼吸を深くする

猫のポーズストレッチ

骨盤底筋は骨盤内の臓器を下から支えるハンモック状の筋肉で、横隔膜の動きに合わせて動き、呼吸を補助しています。ここをゆるめてもっと呼吸を深く！

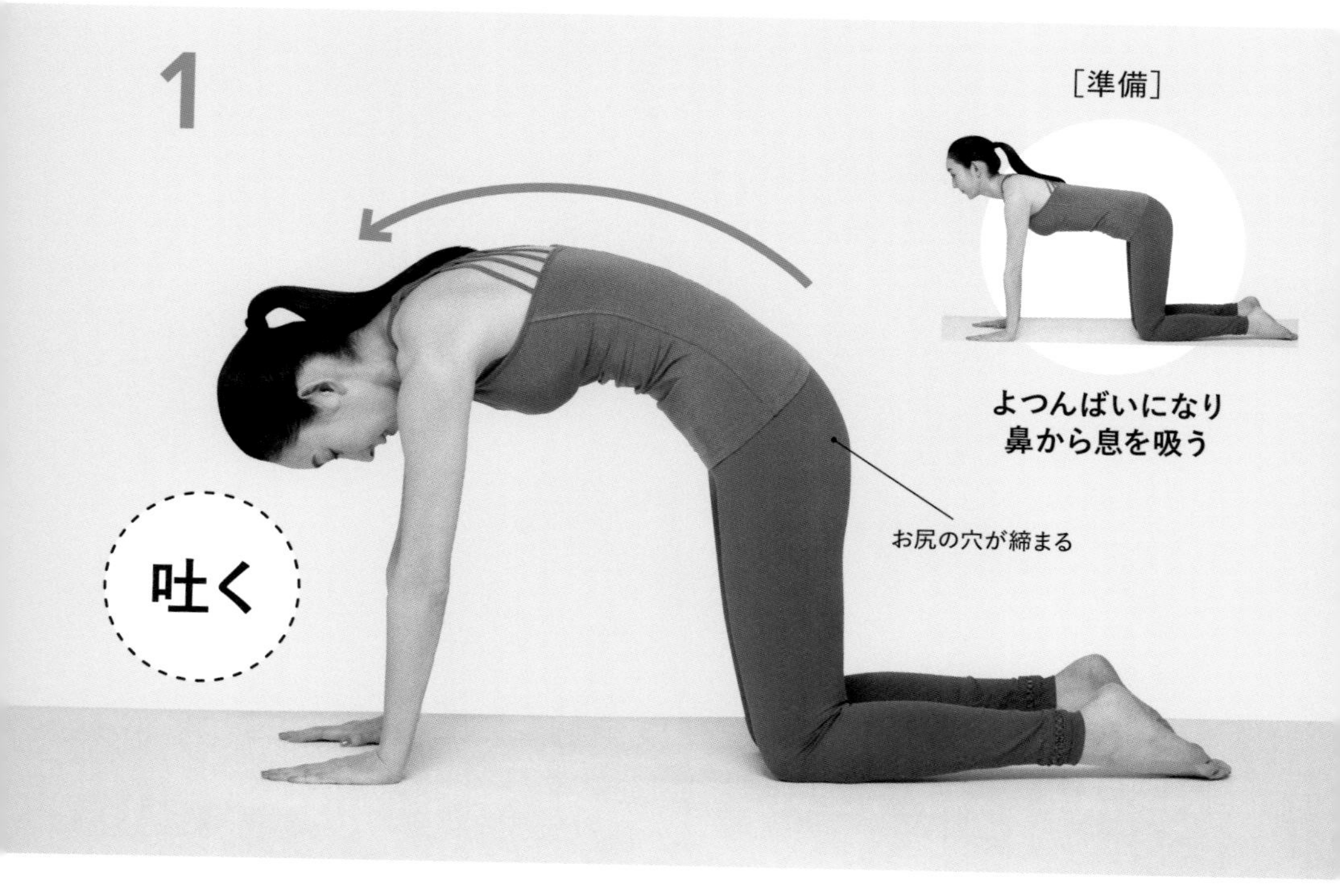
1
[準備]
よつんばいになり
鼻から息を吸う
お尻の穴が締まる
吐く

息を吐きながら
背中を丸めて伸ばす

息を吐きながら両手で床を押し、おへそをのぞきながら猫が伸びをするように背中を丸めて伸ばす。お尻の穴がキュッと締まるのを感じよう。

背中を丸めた
ときに
お尻の穴が
締まります

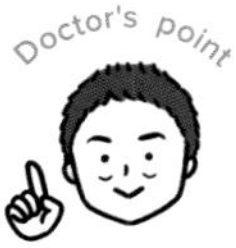

ここを意識

骨盤の底で、骨盤の中にある膀胱や直腸、子宮や卵巣などを支え、尿道や肛門を締める役割のほかに、息を吐くときにサポートする骨盤底筋。ここをほぐして吐く力を強化します。

1、2で10秒×10回

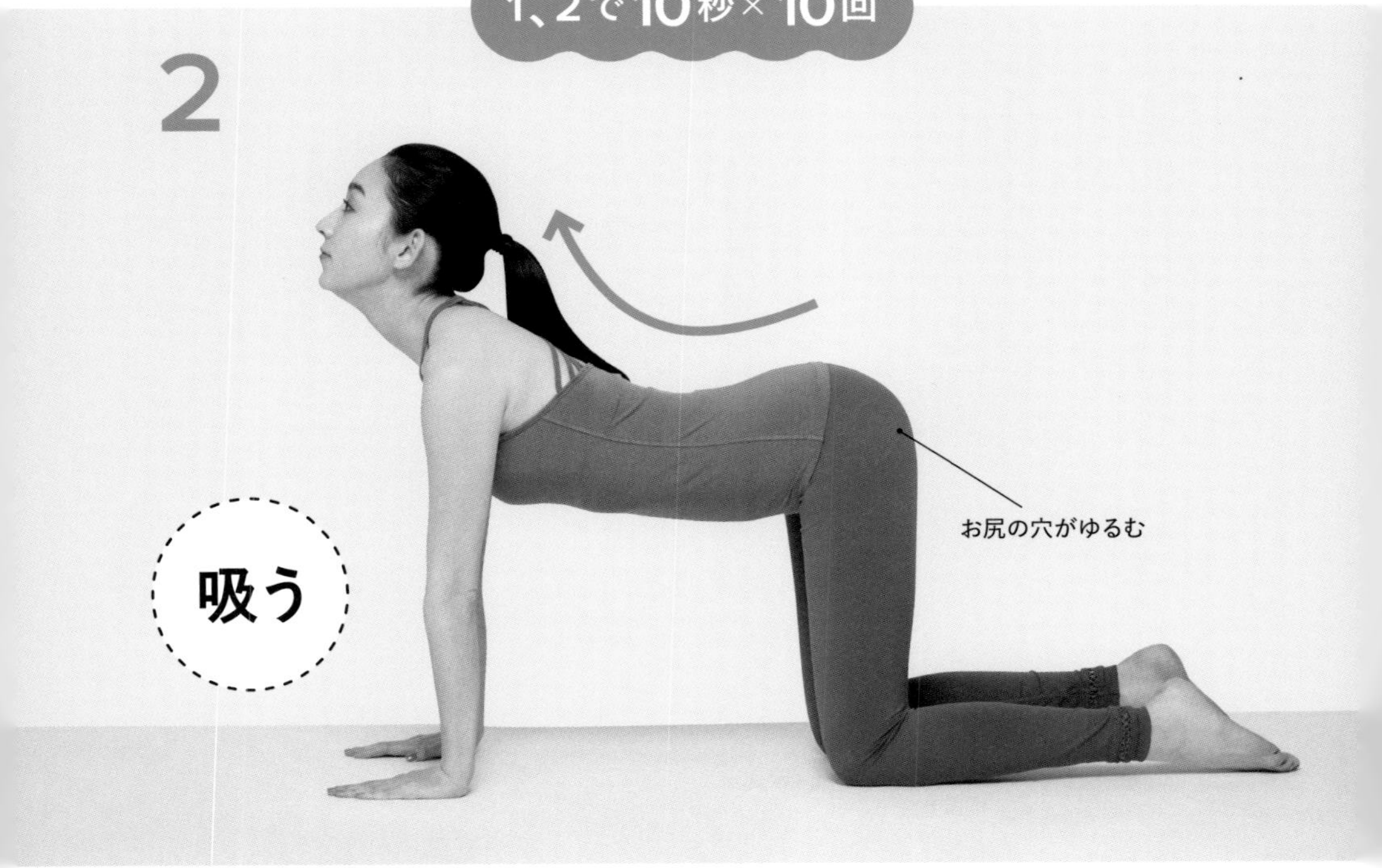

息を吸いながら
背中を反らしてあごを上げる

息を吸いながら背中を反らし、あごを上げて首の前側も伸ばす。このときお尻を突き出し、お尻の穴がゆるむのを感じよう。

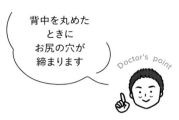

呼吸筋ストレッチ 5

お尻の穴をゆるめて締めて筋肉を内側から刺激

骨盤底筋ストレッチ

あお向けでひざを立てて、骨盤底筋をストレッチ。呼吸に合わせて行うことで横隔膜や腹横筋の動きを促しながら、尿もれの予防にも。

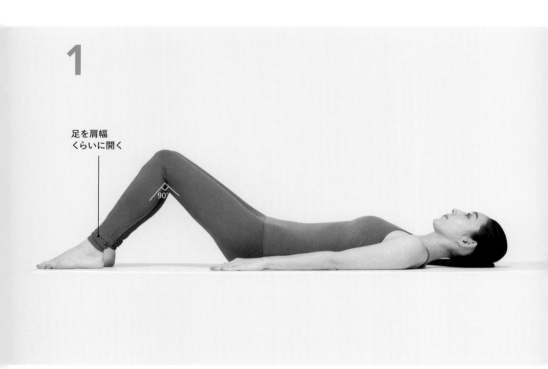

1

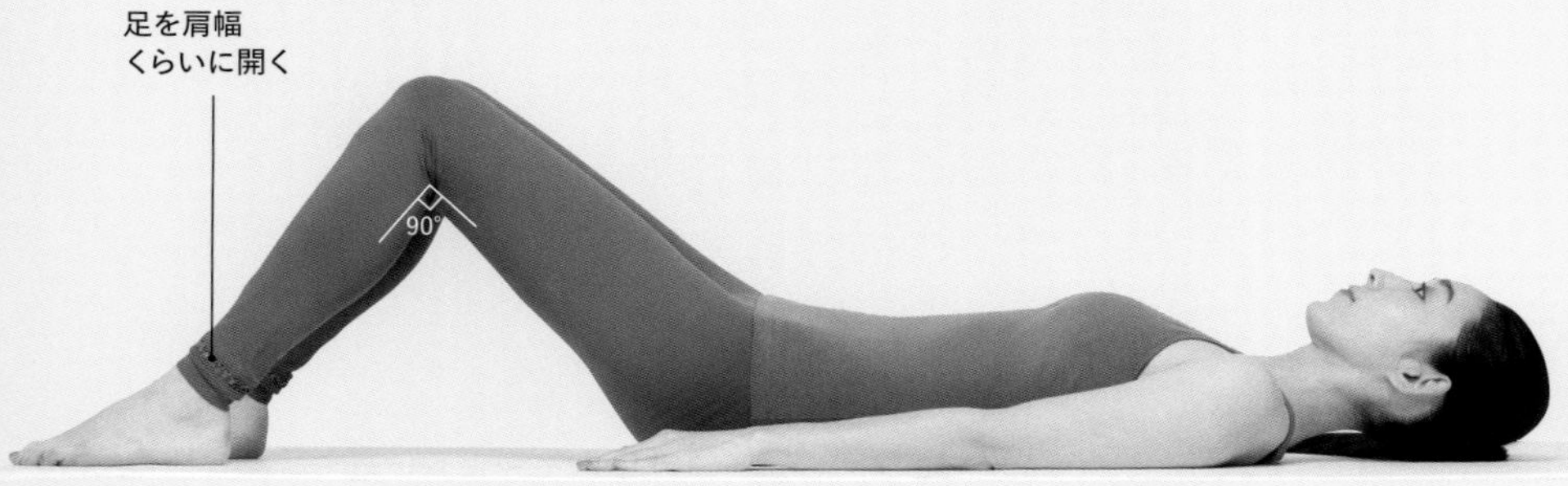

あお向けになり 足を開いて両ひざを立てる

あお向けになり、足を肩幅くらいに開いて両ひざを90度に立てる。両手のひらを下に向けて体の横に置き、体は力を抜いてリラックス。

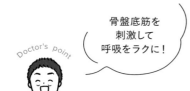

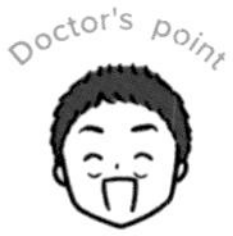
Doctor's point

骨盤底筋を
刺激して
呼吸をラクに！

ここを意識

お尻を上げるときにお尻の穴を引き締め、お尻を下げるときにお尻の穴をゆるめることで、骨盤底筋を刺激。横隔膜の動きと連動しているので、終わった後は呼吸がラクになるはず。

1、2で10秒×10回

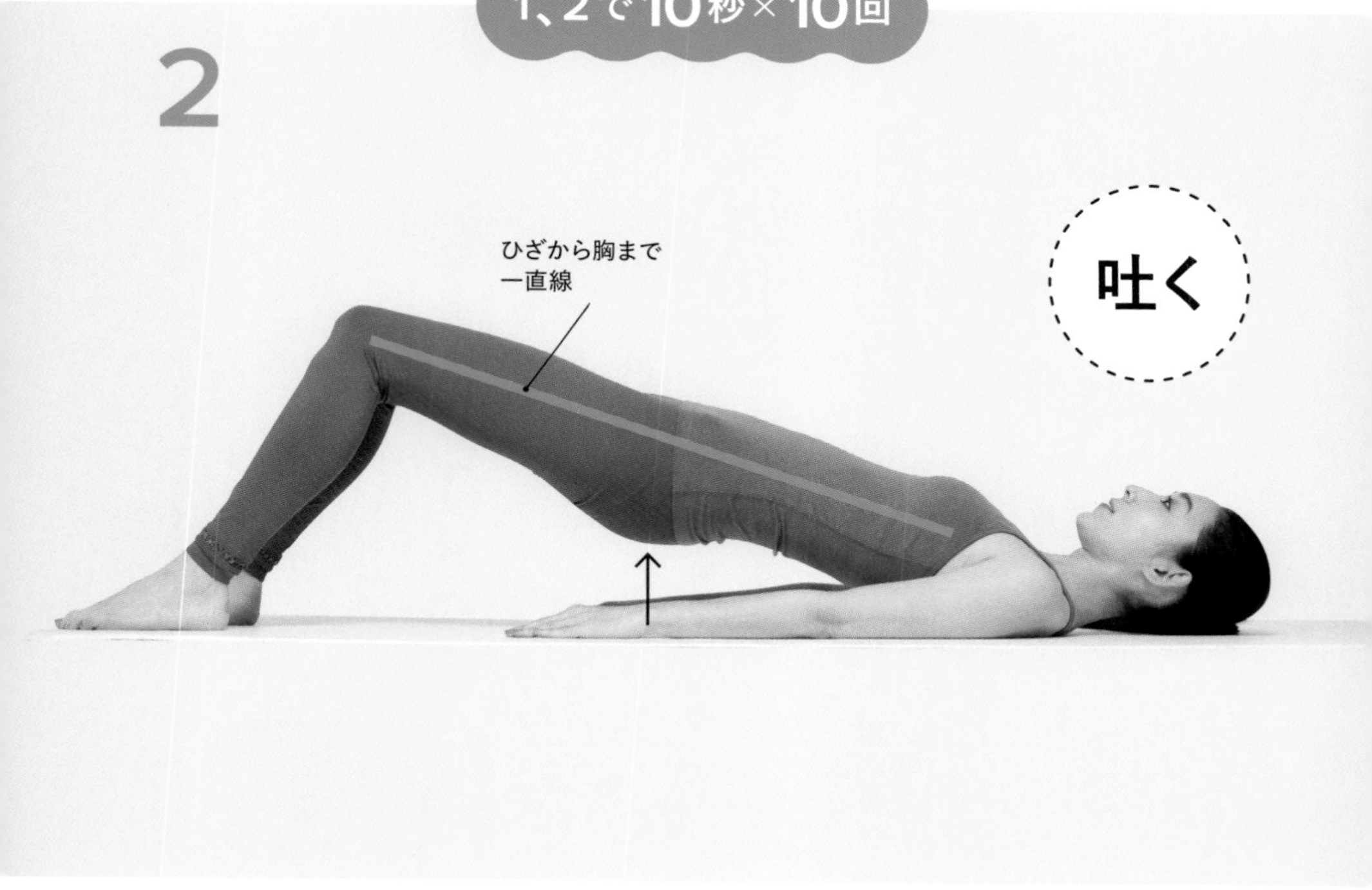
2
ひざから胸まで
一直線
吐く

息を吐きながらお尻の穴を引き上げて お尻をゆっくりと上げる

息を吐きながらお尻の穴を頭のほうに引き上げるようにお尻を上げて10秒キープ。息を吸いながらお尻の穴をゆるめるように1へ。10回行う。

やせるだけではありません。
「やせ呼吸」は自律神経を整える
いちばん簡単な方法です

奥仲

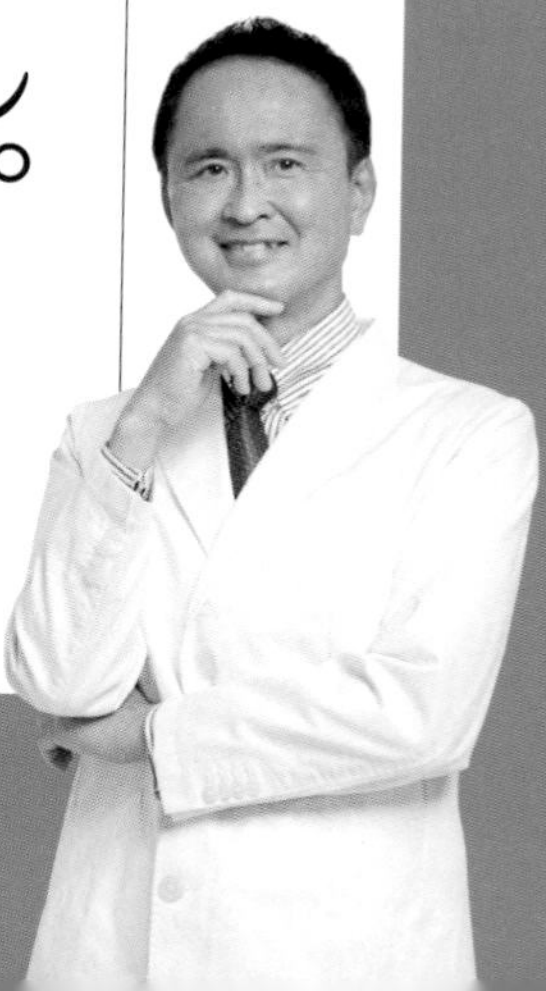

第5章

二度と太らないための「やせ呼吸」生活

鼻呼吸が
習慣になれば
自然とやせる！

3つの「やせ呼吸」と呼吸筋ストレッチで、前よりもずっと長く息を吐くことができるようになったのではないでしょうか？　本書が最終的に**目指すのは、どんな場面でも鼻から長く息を吐くことのできる鼻呼吸**です。

人間の体は本来、鼻で呼吸をするようにできています。鼻から吸いこんだ空気は複雑な構造の鼻腔を通り抜けるときに広い粘膜と接します。そのため、鼻呼吸は口呼吸よりも50％も抵抗が増えるので1回あたりの呼吸量は減りますが、体内で使える酸素量は20％も増やすことができるといわれています（※1）。

また、こんな報告も。運動時に①鼻呼吸だけ、②口呼吸だけ、③口呼吸＋鼻呼吸をするという3つのグループに分けて運動強度と心拍数の関

鼻呼吸

- フェイスラインがすっきり
- やせる
- 自律神経が整う
- お腹がペタンコに
- ストレスが減る
- 免疫力がアップ

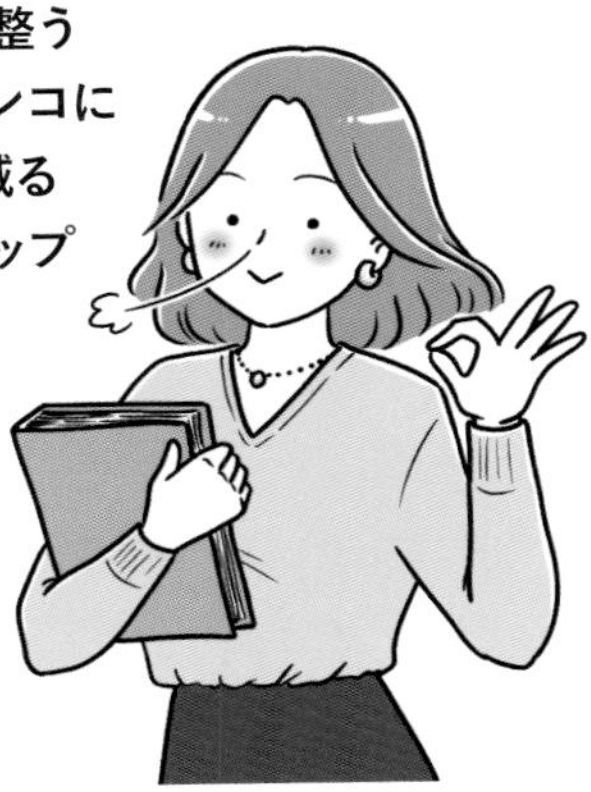

口呼吸

- フェイスラインがたるむ
- 太りやすい
- 自律神経が乱れる
- 口が臭くなる
- イライラする

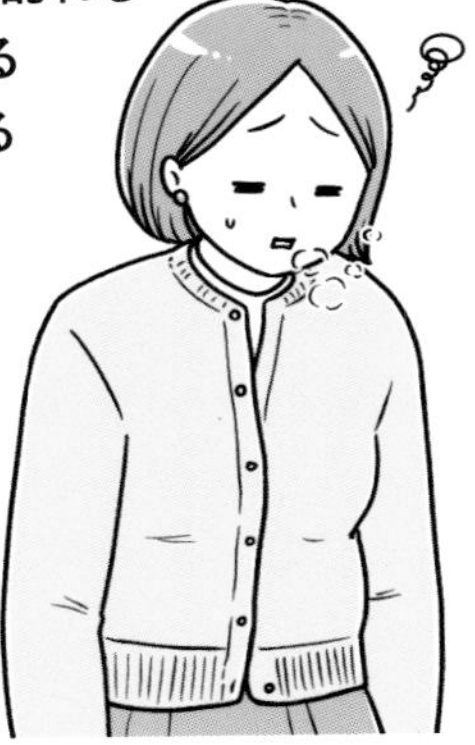

係を調べた実験では、①の鼻呼吸のグループだけが、有酸素運動をしたのと同じ効果が得られたそうです(※2)。日常生活で歩くときに**口呼吸から鼻呼吸に変えるだけで、有酸素運動と同じような効果が得られる**というのですから、やせたい人は鼻呼吸にしない手はありません。

そして鼻呼吸のもっとも大事な利点は、感染症やアレルギー疾患のリスクが下がること。鼻腔が空気清浄機のような役割を果たし、外気のほこりやウイルスを取り除いて、適度な湿度や温度に調整して肺に届けてくれます。

鼻呼吸は免疫力が高まり、自律神経も整って、やせやすい体にも変わるという、メリットばかりの呼吸なのです。

※1：Ley,R.,Timmons,B.H.(Eds.),Behavioral and Psychological Approaches to Breathing Disorders.1st ed.Springer Science+Business Media US;199
※2：Morton A.R. et al.Comparison of maximal oxygen consumption with oral and nasal breathing. Aust J Sci Med Sport.1995 Sep;27(3):51-5

＼毎日コツコツ積み上げてキレイに／

ダメ習慣を やせ習慣に変える！

いつものダメ習慣が正しい「やせ呼吸」をするのを 邪魔しているのかもしれません。毎日のダメ習慣を見直して やせ習慣にシフトすれば、呼吸が深くなり、やせやすい体になります。

✕ イラッとしたら舌打ち

↓

○ イラッとしたら横隔膜呼吸

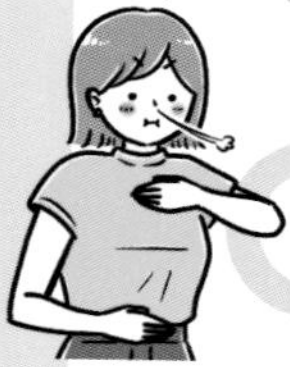

イラッとすると交感神経が優位になり呼吸が浅く速くなります。そんなときは横隔膜呼吸でリラックスを。

✕ 猫背、巻き肩姿勢で長時間過ごす

↓

○ 気づいたら姿勢を正す

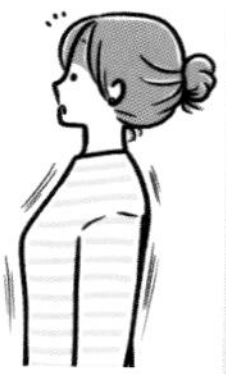

背中を丸めた姿勢でいるとあごが前に出て口呼吸に。気づいたら姿勢を正して鼻呼吸に戻しましょう。

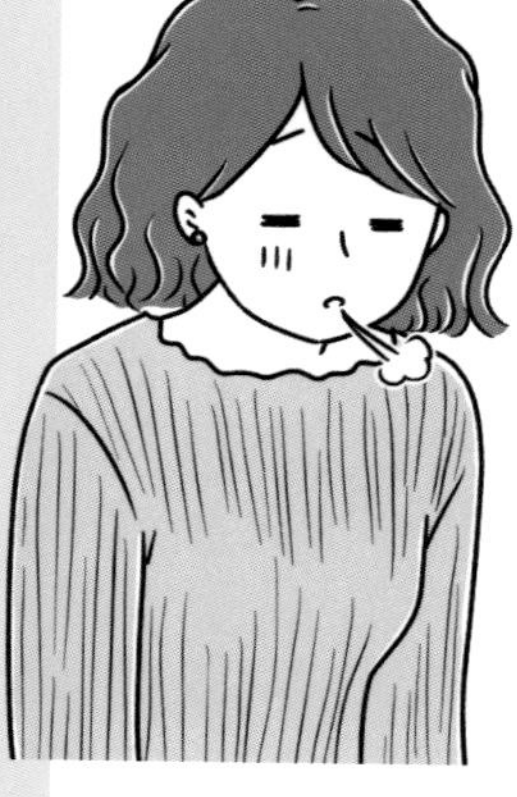

✕ ため息をついたりあくびをする

↓

○ 口はいつも閉じて鼻から息を吐く

何気ない大きなため息やあくびは、実は口呼吸。口をいつも閉じていればため息やあくびも減ります。

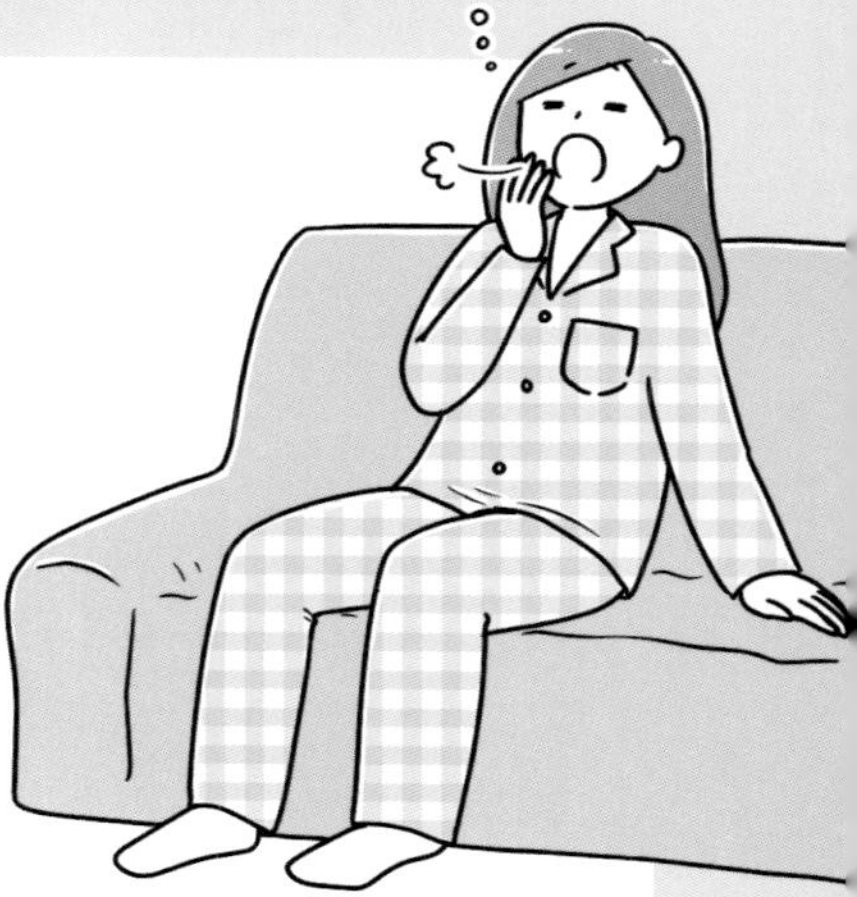

✕ お腹はいつもゆるみっぱなし

↓

○ 息を吐くたびにお腹に力を入れる

お腹を使わずに呼吸をするとお腹はゆるみっぱなし！
吐くたびにお腹に力を入れればへこんできます。

✕ 夜はシャワーを浴びるだけ

↓

○ ゆっくり湯船につかって呼吸の練習

夜、湯船につかって呼吸の練習をすれば、副交感神経が優位になり睡眠が深くなります。

✕ 舌が下の歯に触れる

↓

○ 舌は常に上あごについている

舌が下に落ちると鼻呼吸がしづらくなるので、自然と口呼吸に。舌はいつも上あごにピタリとつけて。

✕ スマホをのぞき込むように見る

↓

○ スマホを顔の高さに上げて見る

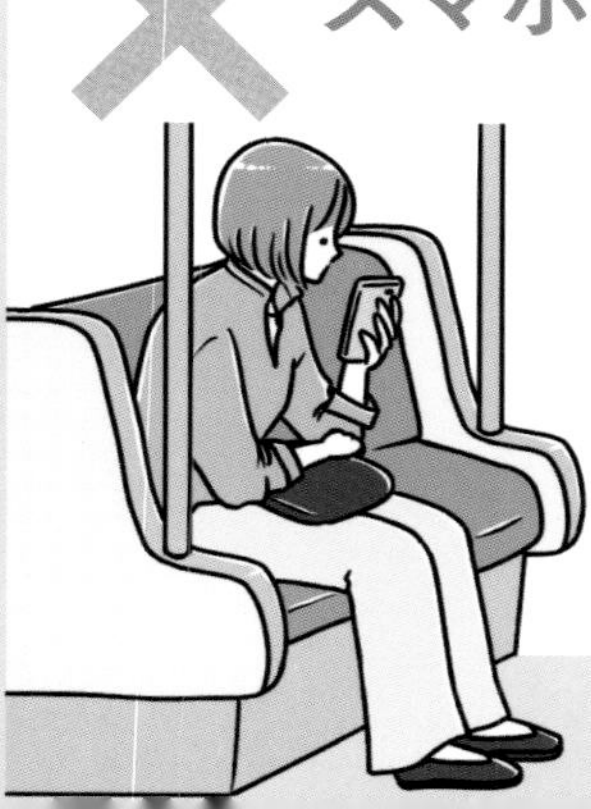

スマホをのぞき込むように見ると口が開いて口呼吸に。
スマホは顔の高さに上げて鼻呼吸を心がけて。

呼吸」！

ーションがたくさんあります。

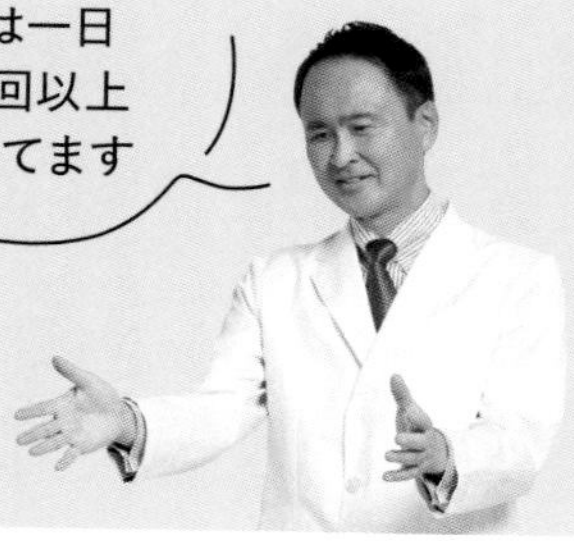
私は一日
30 回以上
やってます

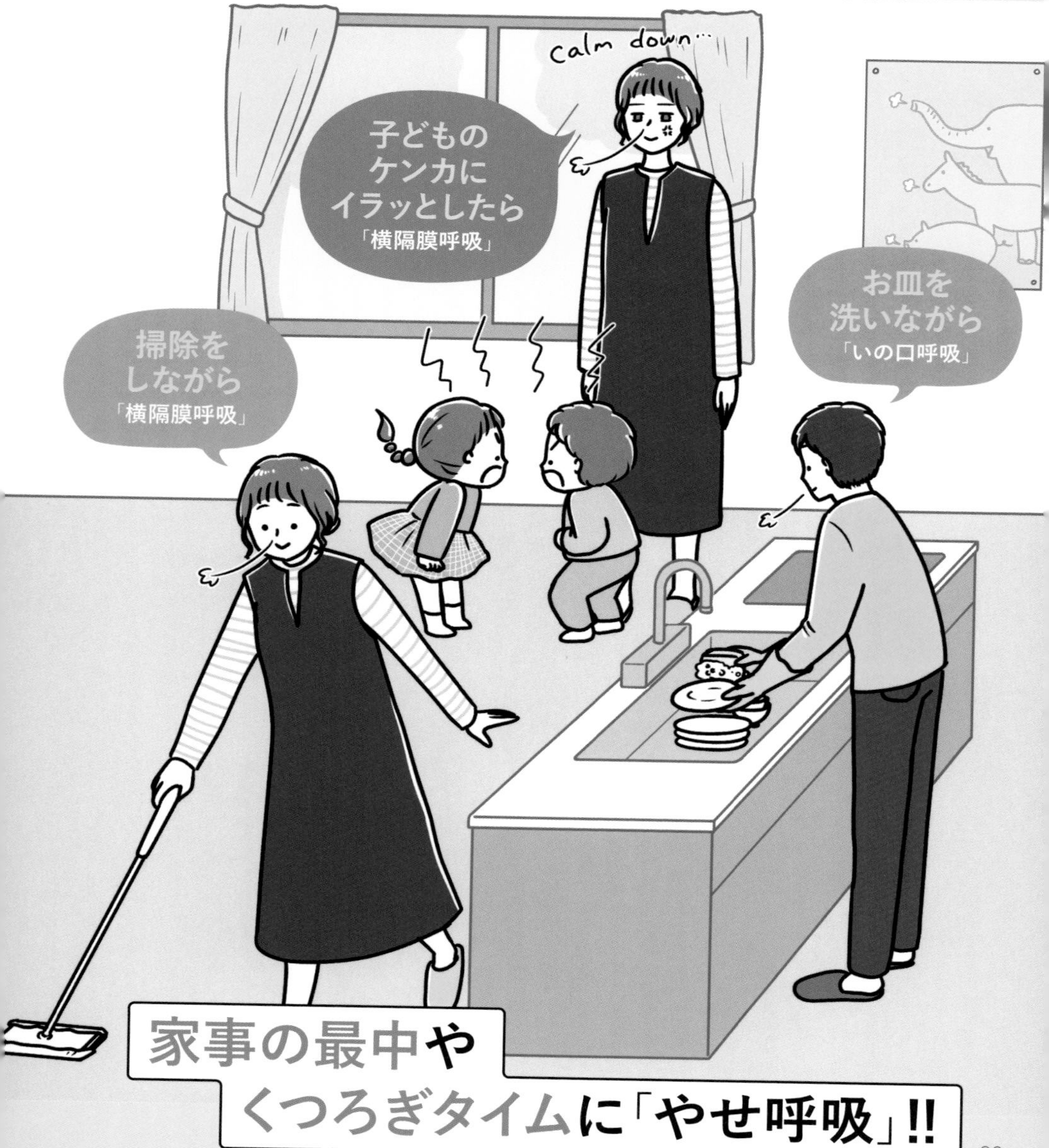
calm down…
子どもの
ケンカに
イラッとしたら
「横隔膜呼吸」
掃除を
しながら
「横隔膜呼吸」
お皿を
洗いながら
「いの口呼吸」

家事の最中や
くつろぎタイムに「やせ呼吸」!!

こんなときこそ「やせ

家でも外出先でも、日常生活には「やせ呼吸」を取り入れられるシチュエ
「やせ呼吸」が生活の一部になれば、心も体も健康に！

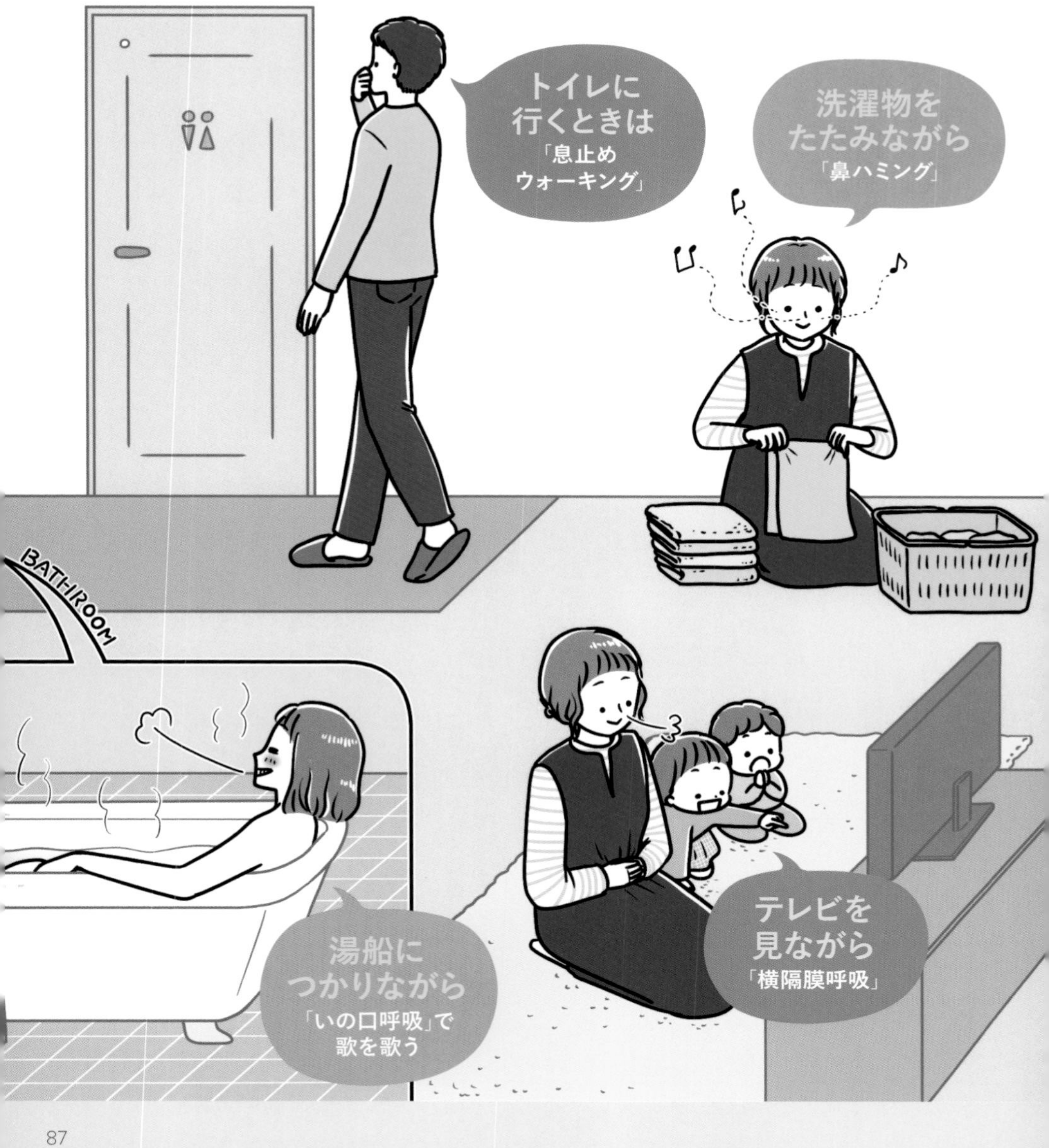
トイレに行くときは
「息止めウォーキング」
洗濯物をたたみながら
「鼻ハミング」
BATHROOM
湯船につかりながら
「いの口呼吸」で歌を歌う
テレビを見ながら
「横隔膜呼吸」

仕事中や仕事の空き時間、通勤中も「やせ呼吸」!!

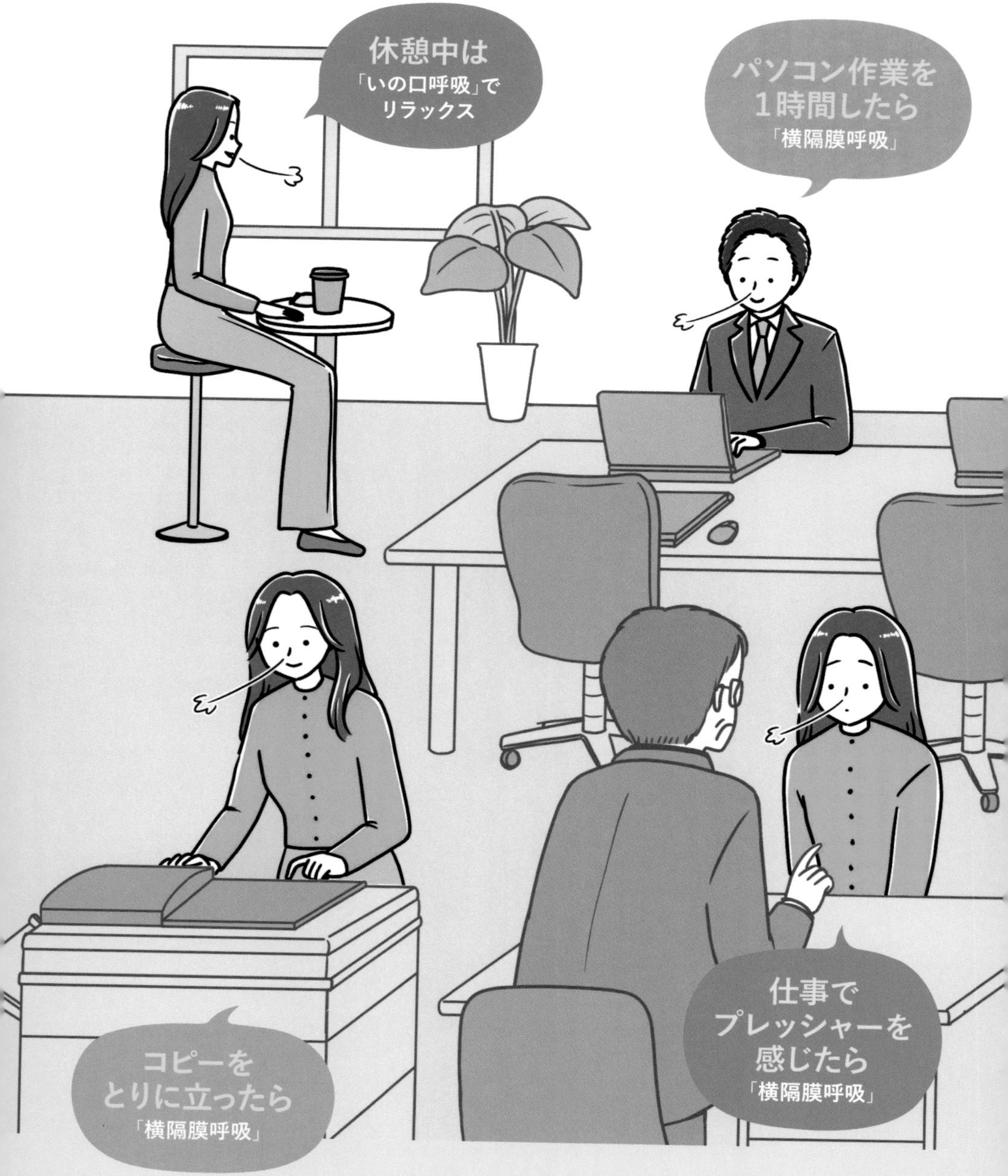
休憩中は「いの口呼吸」でリラックス
パソコン作業を1時間したら「横隔膜呼吸」
コピーをとりに立ったら「横隔膜呼吸」
仕事でプレッシャーを感じたら「横隔膜呼吸」

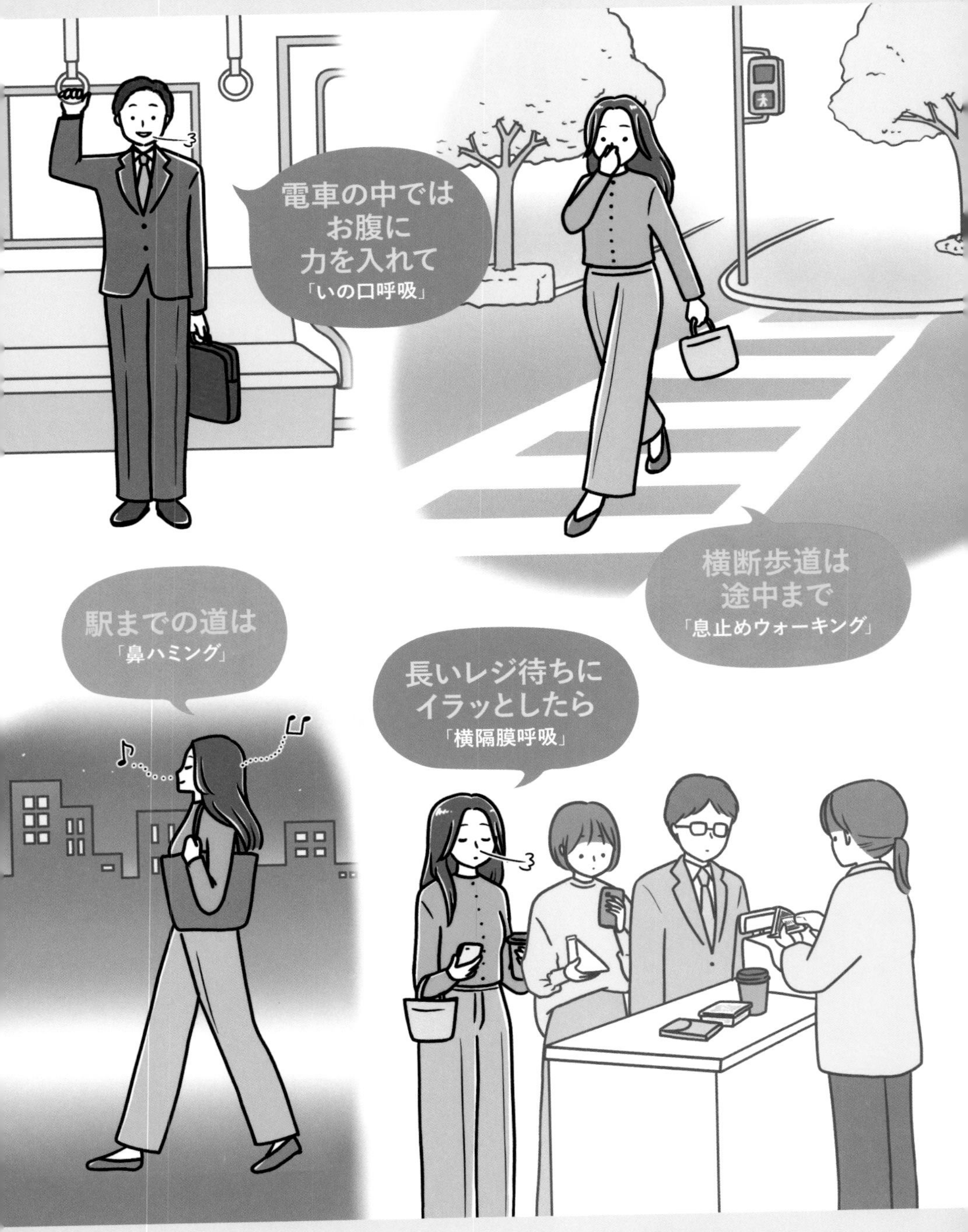
電車の中では
お腹に
力を入れて
「いの口呼吸」
横断歩道は
途中まで
「息止めウォーキング」
駅までの道は
「鼻ハミング」
長いレジ待ちに
イラッとしたら
「横隔膜呼吸」

＼もっと知りたい！／

「やせ呼吸」Q&A

やり始めると気になることへのアドバイスや、効果アップのコツを紹介します。疑問を解決したら「やせ呼吸」を生活の中にどんどん取り入れて、理想のお腹と健康を手に入れましょう！

Q 長く息を吐くとむせてしまいます。どうしたらいいの？

A むせる手前で息を吐くのをやめましょう

息をしっかり吐くと横隔膜が上がって胸郭内が狭くなり、気管支がおされて細くなることで、せきが出やすくなることがあります。また、今まで浅い呼吸だった人は肺が広がりにくく、突然長く吐くと肺が広がるときにむせてしまうことも。むせるのをガマンして息を吐き続けてはいけません。無理をせず、むせる手前で息を吐くのをやめましょう。徐々に長く吐く呼吸に慣れてくればむせなくなります。

Q 「やせ呼吸」は一日のうちでいつ行ってもいいの？

いつやってもいいけれど 目覚めの悪い人は朝だけ胸式呼吸を

現代のほとんどの日本人は、交感神経優位で呼吸が浅く短くなっています。「やせ呼吸」は副交感神経を高める呼吸ですから、いつ行っても心と体にいい効果が期待できます。ただし、なかなか起きられない人は、朝布団の中で、肋骨を広げたり縮めたりしながら鼻で短く胸式呼吸を5～6回行うと交感神経が優位になり、起きるのがラクになるでしょう。また日中眠くなったときにも胸式呼吸を取り入れると、目が冴えてきます。

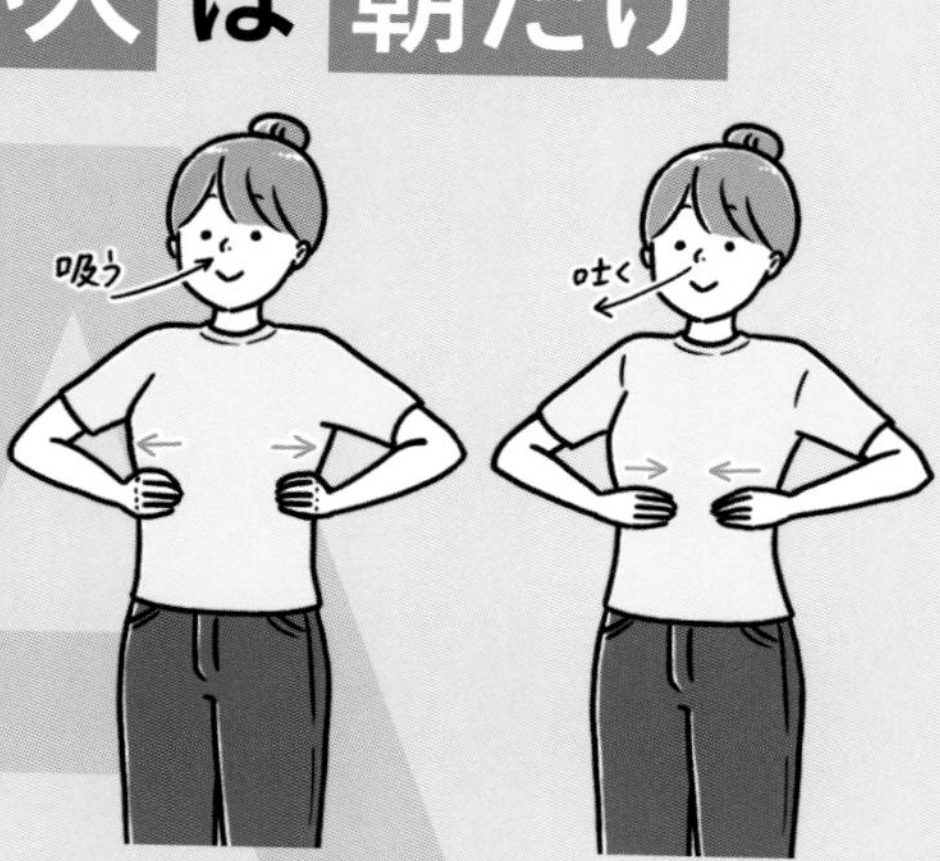

Q 長く吐くのが辛いです。どれくらい続ければ辛くなくなる？

1〜2週間練習すればラクになります

だいたい1〜2週間練習すれば、徐々に長く吐くのがラクになってきます。本書には10秒前後吐きましょうと書いてありますが、8〜10秒吐けなければ、3秒でも5秒でも、自分の中でできる限り長く吐く練習をしてください。また息を吐きながら「フ――――」と音を出すと吐きやすくなります。最初の頃は音を出しながら息を吐く練習をしましょう。

Q 「やせ呼吸」をやってはいけない人はいる？

喘息の人や風邪をひいているときは注意

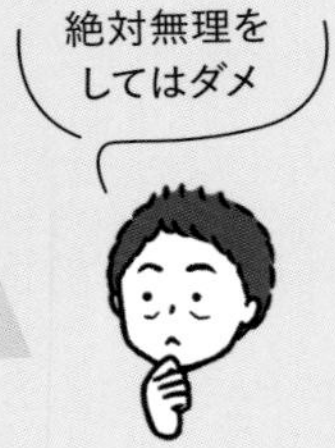

喘息の人で、薬の使い始めなど、まだ喘息をコントロールできていない人や、風邪をひいていて息を吐くときにむせてしまう人は避けましょう。でも、実は喘息には長く息を吐く「やせ呼吸」の練習はとてもいいので、無理をせず少しずつ取り入れていくのはおすすめです。また妊娠中は横隔膜が上がっているのでやろうと思ってもなかなかできません。腹式呼吸をゆっくりとできる範囲で行いましょう。

Q 無意識のときに自分が口呼吸か鼻呼吸かがわかりません……

パソコンの横に鏡を置いて時々チェックを！

パソコンでの作業中など、あごが上がって口が開いている人は、だいたい口呼吸をしています。また、口臭がある、口が渇きやすい人も口呼吸です。まずはいつでも口を閉じる習慣をつけましょう。パソコンの横に鏡を置いて、時々口が開いていないかをチェックするのもおすすめです。

Q 一日中、パソコン作業で呼吸が浅くなっています。対策を教えて！

A 1時間に一度、肩を回しましょう

パソコン作業のときは、どうしても首とあごが前に出て背中が丸まり、巻き肩になり、口が開いてしまうので口呼吸になりがちです。1時間に一度肩を後ろに回すストレッチを行うと、胸が広がって深い呼吸がしやすくなります。

how to

1

椅子に座ったまま、できるだけ肩を上げて後ろに回す。

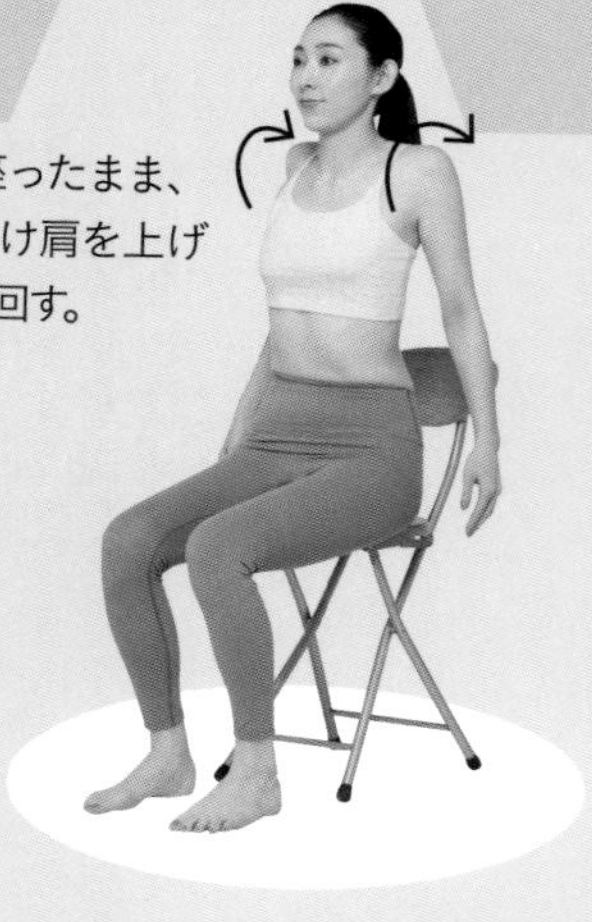

2

肩を斜め後ろの位置からストンと下に落とす。これを2～3回。

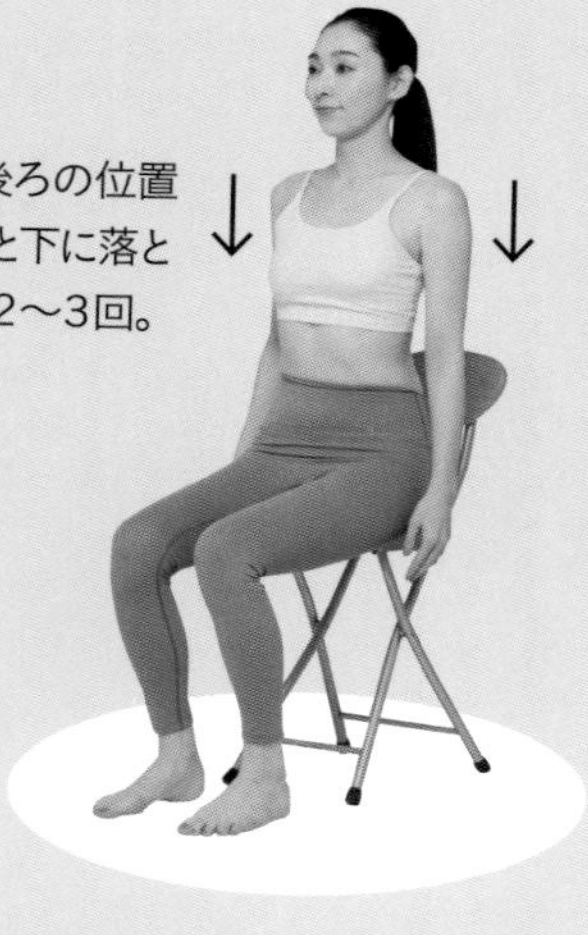

Q 一日何回やればお腹がへこみますか？

A 待ち時間に「やせ呼吸」を習慣にすればどんどんへこむ

「待ち時間にやせ呼吸をやる！」と決めたら、信号待ち、レジ待ち、電車待ちなど、数えてみると一日のうち待ち時間は数十回もあります。私は以前数えてみたら120回もありました。その待ち時間を利用すれば、一日数十回は「やせ呼吸」を行うことになり、やればやるほどお腹がへこみます。何回やると決めるより、待ち時間やすき間時間にやる習慣になれば、大きな効果が期待できますよ。

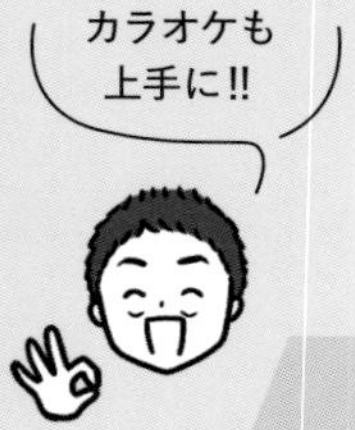

Q 「やせ呼吸」で声がれや声のかすれもよくなりますか？

声がれはもちろん改善し、歌も上手くなる

男女ともに60〜70代になると声帯が細くなるので、声が出づらくなったり、大きな声が出しにくくなります。横隔膜呼吸を続けると、一回の呼吸で吸ったり吐いたりする量＝換気量が増えて、息が吐きやすくなるので、大きな声も出やすくなり、声がれなども改善。演歌のこぶしもよく回って、歌も上手になりますよ。

Q 「やせ呼吸」が尿もれにいいと聞いたけど本当？

「やせ呼吸」は尿もれ予防・改善におすすめ

特に横隔膜呼吸で腹圧がかかると、おなかまわりの呼吸筋とともに呼吸を補助する骨盤底筋群も鍛えられます（P69参照）。息を吐いて横隔膜が上がると、骨盤底筋群が引き上がり、自然に膣やお尻に力が入るようになるので、「やせ呼吸」は尿もれのトレーニングとしてもおすすめです。加えてP76〜79のストレッチも行いましょう。

Q 睡眠中に口呼吸になるのはどうすればいいの？

いびき防止テープなどを活用するのも手

いびきがひどい、朝起きると口が渇いている、起きたとき口が臭い人は、寝ている間に口を開けて口呼吸になっている場合がほとんどです。寝ているときにも鼻呼吸が基本。どうしても口呼吸になる人は市販のいびき防止テープなどを活用するのもひとつの手。また、お酒を飲むと顔がむくんで、副鼻腔が狭くなり息が苦しくなって口呼吸になりやすくなります。呼吸の観点からもお酒の量はほどほどに！

Epilogue

「運動をしたいのに、続けられない」ズボラ人間の私でも続けられました!!

私は還暦を過ぎた現在も40年以上ほぼ変わらず、身長180㎝、体重63・5kg、顔は別として（笑）、体型だけなら国民的なイケメン俳優の方とほぼ同じです。顔はほめられたことはありませんが、スタイルについては「何をやっているんですか？」と聞かれることがよくあります。そんなとき何をしているのかを説明しようにも、私はやせるための努力は何もしていません。スポーツジムは9回入会して9回退会、長く続いてもたったの2ヵ月。病院と家の往復だけで長い距離はすぐにタクシーに乗ってしまうため、歩数計を見れば、一日3000歩にも満たない日もよくあります。このように私は「運動をしたい意欲はあるのに、結局続けられない」ズボラ人間です。そんな私が続けてきた「やせ呼吸」ですから、誰でも続けられると思います。

「やらなきゃ」と無理をすることもなく、**いつもの呼吸が無意識に「やせ呼吸」になれば、よほど暴飲暴食を続けない限り太ることはありません。**そのうえ、お金もかからず、場所も道具もいらない、今、この瞬間から始められる、私が知る限り世界一ラクなダイエット法ではないでしょうか？　しかも「やせ呼吸」が生活の一部になれば、一生リバウンドすることもありません。

ここ数年続いた新型コロナによるマスク生活は、呼吸がしづらくて多くの方が辛い思いをしてきました。山に登っても「ヤッホー」と言えませんし、スポーツ観戦に行っても大声で応援することもできませんでした。大きな声を出すことは、大きく息を吐くことと同じこと。大きな声を出すだけでストレス発散になりますし、大きく息を吐けば自然にお腹に力が入るので、どんどんお腹がへこんでいきます。もちろん免疫力も上がり、健康で元気な体が手に入ります。**呼吸を意識することは、心と体にとっていいことずくめなのです。**

さあ、みなさん！　マスクをはずしてもいいシーンが増えた今、**大きな声を出して、大きく息を吐こうじゃありませんか！**「やせ呼吸」でストレスも邪魔なお腹の贅肉も吹き飛ばしましょう。

今日から、みんなでいっしょに「やせ呼吸」！

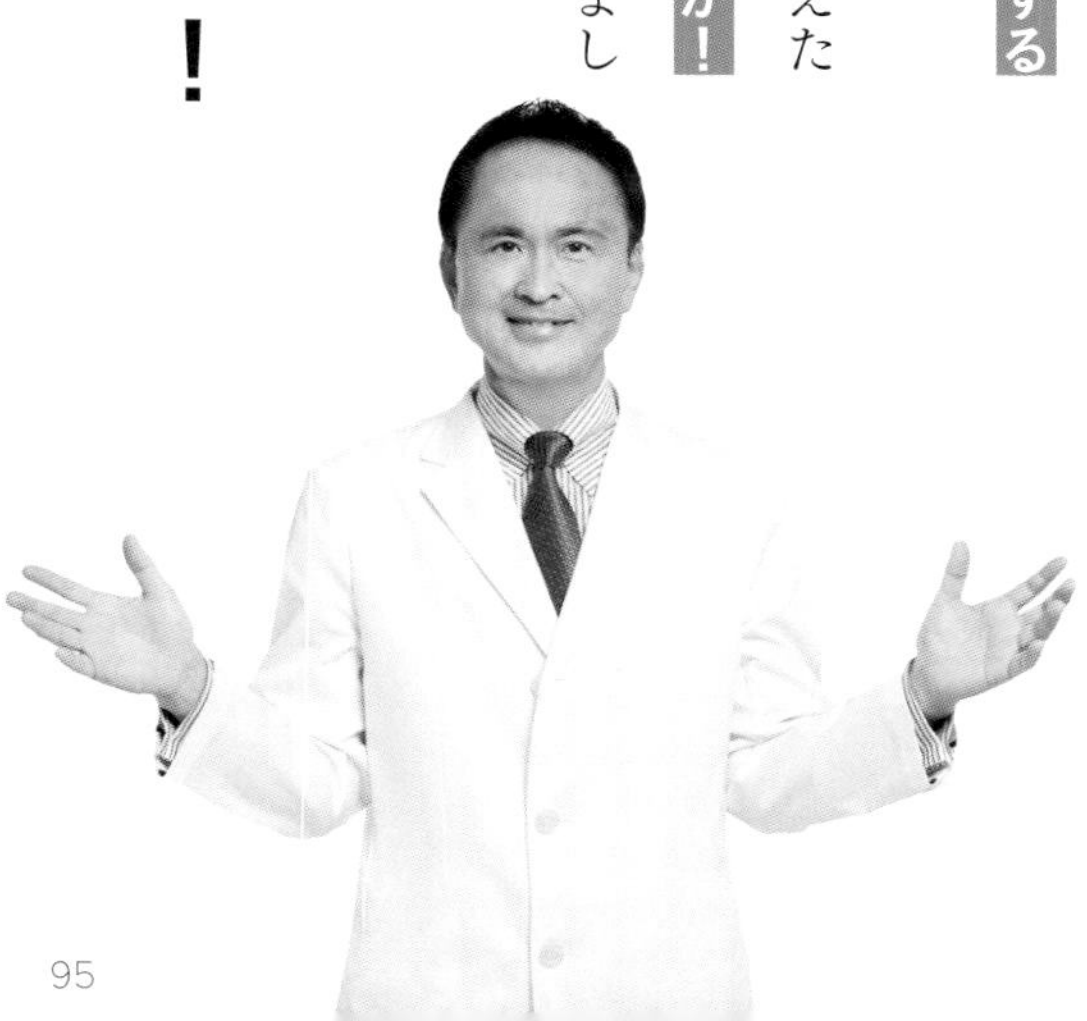

衣装クレジット

［奥仲先生］
p5、6　トップス、シューズ
／ミズノお客様相談センター（ミズノ）
レギンス
／私物

［モデル］
p40〜64　ブラトップ、レギンス
／KIT（YES）
p70〜79　タンクトップ
／KIT（MANDALA）
レギンス
／チャコット（チャコット・バランス）

衣装協力

KIT　https://www.kitstore.jp

チャコット　0120-155-653

ミズノお客様相談センター　0120-320-799

呼吸器外科医 医学博士
山王病院 呼吸器センター長
国際医療福祉大学医学部 呼吸器外科学 教授

奥仲《おくなか》 哲弥《てつや》

1958年埼玉県生まれ。東京医科大学卒業、同大学院修了。米国オハイオ州ケースウェスタンリザーブ大学留学、英国ロンドン大学医学部国立医療レーザー研究所研究員、東京医科大学外科講師などを経て、現職。『サンデージャポン』（TBS系列）、『Nらじ』（NHKラジオ第一放送）、『主治医が見つかる診療所』（テレビ東京系列）ほか、多数のメディアに出演。専門的な知識を、わかりやすく説明することに定評がある。『医者が教える 肺年齢が若返る呼吸術：慢性閉塞性肺疾患（COPD）、咳喘息、肺気腫、誤嚥性肺炎に負けない！』（学研プラス）、『不調の９割は「呼吸」と「姿勢」でよくなる！』（あさ出版）など、著書多数。

お腹《なか》からへこむ！

すごい「やせ呼《こ》吸《きゅう》」

2023年6月28日　第1刷発行

著　者　奥仲哲弥《おくなかてつや》
発行者　鈴木章一
発行所　株式会社 講談社
KODANSHA
〒112-8001
東京都文京区音羽2-12-21
編集　☎03-5395-3469
販売　☎03-5395-3606
業務　☎03-5395-3615
印刷所　大日本印刷株式会社
製本所　大口製本印刷株式会社

STAFF
カメラマン
岩谷優一（vale.）
市谷明美（体験者）
デザイン
羽鳥光穂
ヘアメイク
金澤美保
スタイリスト
坂下シホ
イラスト
モチコ
編集
山本美和

ISBN978-4-06-532590-2